Aquagymnastik

Aquagymnastik

Ott / Hillebrecht

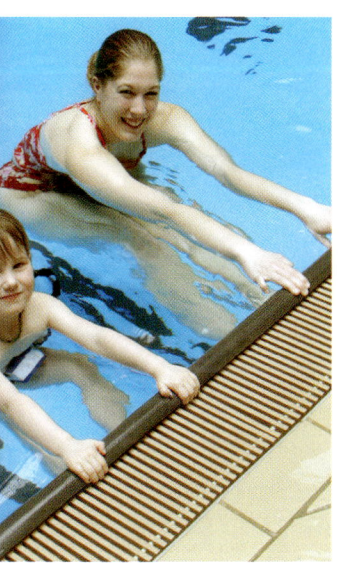
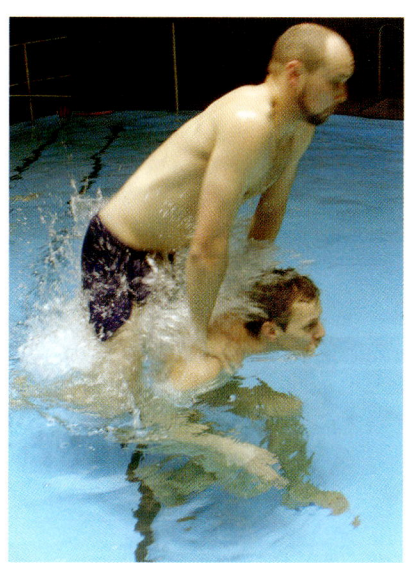
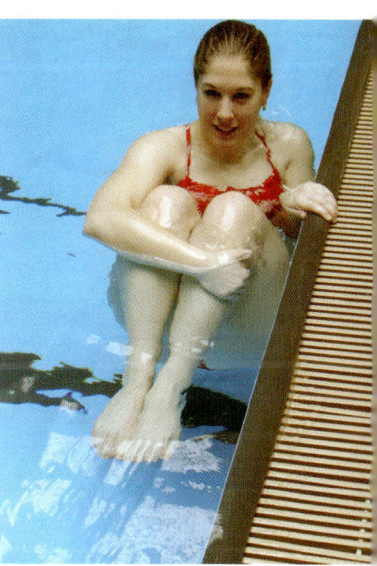

Meyer & Meyer Verlag

Papier aus nachweislich umweltverträglicher Forstwirtschaft.
Garantiert nicht aus abgeholzten Urwäldern!

Aquagymnastik

Bibliografische Information der Deutschen Nationalbibliothek
Die Deutsche Nationalbibliothek verzeichnet diese Publikation in der Deutschen
Nationalbibliografie; detaillierte bibliografische Details sind im Internet über
‹http://dnb.d-nb.de› abrufbar.

© 1995 by Meyer & Meyer Verlag, Aachen
5., überarbeitete Auflage 2009
Adelaide, Auckland, Budapest, Cape Town, Graz, Indianapolis,
Maidenhead, Olten (CH), Singapore, Toronto
Member of the World
Sport Publishers' Association (WSPA)
Druck und Bindung: B.O.S.S Druck und Medien GmbH
ISBN 978-3-89899-471-2
www.dersportverlag.de
E-Mail: verlag@m-m-sports.com

Inhalt

Inhalt

Inhalt

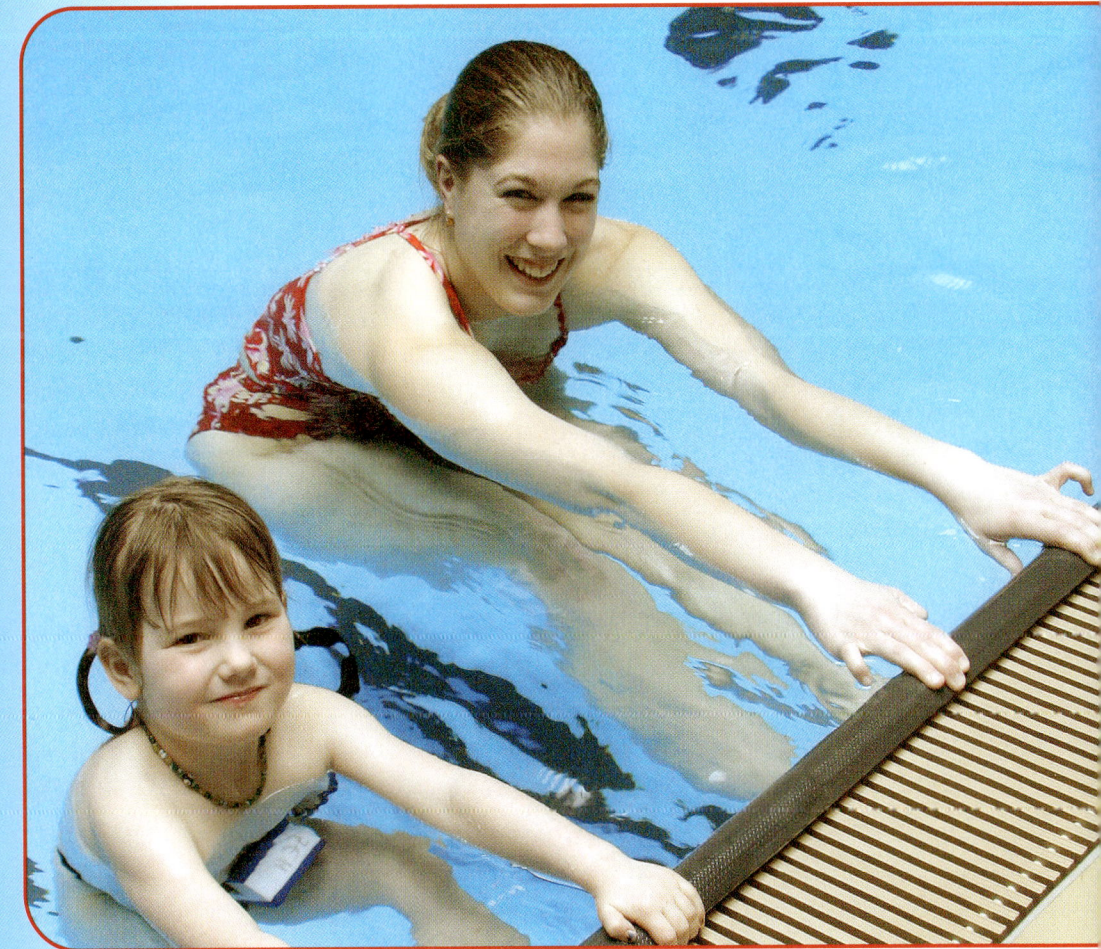

I EINLEITUNG

Aquagymnastik ist ein Begriff, der das Körper- und Bewegungstraining im Wasser beschreibt. Hinter diesem Namen verbergen sich viele Aspekte, die im weiteren Verlauf näher erklärt werden.

Viele Menschen leiden heute unter Bewegungsmangel. Bewegungsmangel hat oftmals eine Abnahme der Muskulatur und eine Schwächung des Herz-Kreislauf-Systems zur Folge. Um diesen Erscheinungen vorzubeugen oder die Schwächung wieder rückgängig zu machen, sollte man regelmäßig (ca. zweimal pro Woche) ein Körper- und Bewegungstraining durchführen. Neben den Möglichkeiten, im Kraftstudio, auf der Laufbahn oder im Wald zu trainieren, kann man auch das Schwimmbecken Gewinn bringend nutzen. So bietet ein Übungsprogramm im Wasser, neben den unumstrittenen positiven Auswirkungen auf den Bewegungsapparat, eine wunderbare Abwechslung.

Wasser ist ein Element, welches bei vielen Menschen angenehme Assoziationen auslöst. Viele haben diese positiven Erfahrungen beim Schwimmen oder beim Spielen im Wasser gemacht und dabei eher unbewusst die Eigenschaften des Wassers wahrgenommen, wie z. B. das Getragenwerden durch das Wasser oder die entspannende Wirkung, die warmes Wasser auf den Körper hat.

In der Bewegungstherapie wird die Wassergymnastik schon lange erfolgreich für die Prävention und Rehabilitation eingesetzt. Der Begriff der Aquagymnastik, wie er hier verstanden wird, soll dem Leser neben therapeutischen Aspekten auch freudvolle und animierende Elemente bieten. So kann man mithilfe von Übungen, mit und ohne Geräte, gezielt seinen Körper trainieren. Im Wasser kann dies sehr viel Spaß machen, da dieses Medium Erfahrungen vermittelt, die man an Land nicht in dieser Form erlebt. Der Benutzer erfährt des Weiteren Angebote, mithilfe eines Partners oder einer Gruppe die gewünschten Ziele zu erreichen und gleichzeitig das Training abwechslungsreich zu gestalten.

Der Trend im Freizeitverhalten zeigt, dass viele Menschen immer selbstständiger für sich etwas tun wollen. Sie wünschen einen Ausgleich zu alltäglichen Belastungen, ohne sich gleich einem Verein anschließen zu müssen. Dabei suchen sie eine Anleitung, die es ihnen ermöglicht, ohne fremde Hilfe ein Körpertraining durchzuführen.

Durch eine umfassende theoretische Einführung, welche die physikalischen Eigenschaften und die gesundheitlichen Auswirkungen des Wassers sowie genaue allgemeine Durchführungshinweise bietet, legt dieses Buch den Grundstein für ein selbstständig durchführbares, erfolgreiches Training.

Durch die Aufgliederung der Übungen nach einzelnen Körperteilen können ganz gezielt einzelne Partien oder auch der gesamte Körper trainiert werden.

Durch die Hinzunahme von Spielen, Entspannungs- und Ausdauerübungen kann auch ein Konditions- bzw. Regenerationstraining für die Sportspiele oder die Leichtathletik abwechslungsreicher gestaltet werden. Und Spiele, Entspannung, Gymnastik, Abwechslung, vor allem in Verbindung mit dem Medium Wasser, stellen interessante Unterrichtsinhalte für einen attraktiven und effektiven Sportunterricht in der Schule dar. Die in diesem Buch enthaltenen Angebote eignen sich für eine unmittelbare Umsetzung in einer Übungsstunde.

In diesem Teil werden die physikalischen Eigenschaften des Wassers dargestellt sowie ihr Einfluss auf die Bewegung und ihre Parameter beschrieben. Weiter werden die Auswirkungen des Wassers auf den Körper erläutert.

Dieses Kapitel soll den Benutzer befähigen, selbstständig die Übungen nach Wunsch zweckgerichtet zusammenzustellen. Je mehr Informationen der Leser besitzt, desto leichter kann er sich sein eigenes, auf seinen gesundheitlichen Zustand zugeschnittenes Programm zusammenstellen oder Übungen für ein Trainingsprogramm in seiner Übungsgruppe auswählen.

1 Physikalische Eigenschaften des Wassers

Das Wasser bietet durch seine spezifischen Eigenschaften die Möglichkeit, Bewegungen anders zu erleben als an Land. Diese Bewegungen erhalten dadurch neue Wirkung und ergeben ein verändertes Empfinden.

Die Andersartigkeit resultiert aus der 1.000-mal größeren Dichte des Wassers gegenüber der Luft und dies beeinflusst die Kräfteverhältnisse, die bei einem Aufenthalt im Wasser wirken: Auftrieb, Wasserdruck und Wasserwiderstand.

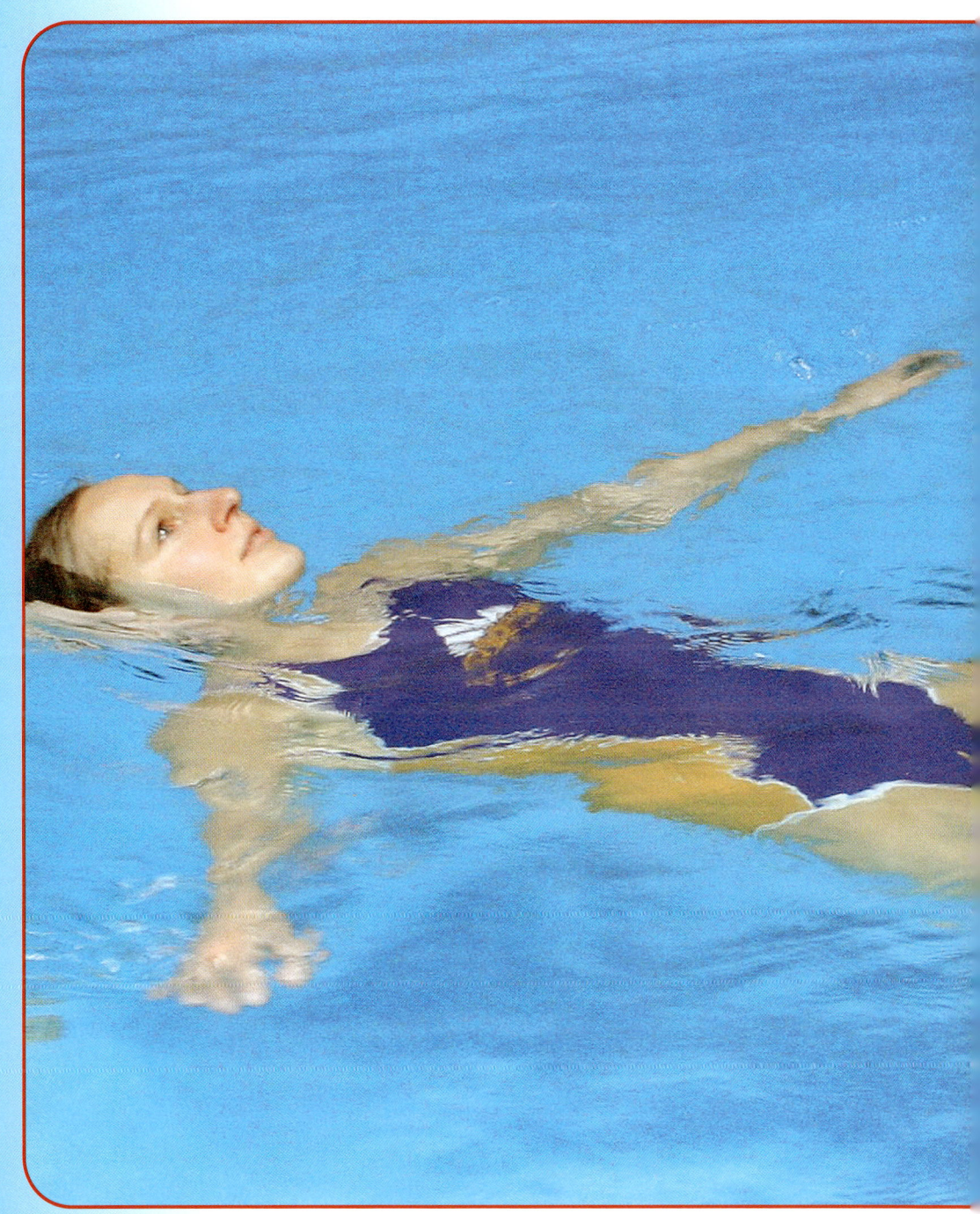

1.1 Auftrieb

Kurze Begriffserläuterung

Spezifisches Gewicht:
Massendichte eines Körpers, abhängig von der Masse eines Körpers und von dessen Volumen.

Statischer Auftrieb:
Ständig wirkende Kraft, die einen Körper im Wasser an die Wasseroberfläche treibt.

Dynamischer Auftrieb:
Bei Bewegung eines im Wasser befindlichen Körpers auftretende Kraft, die einen Körper zusätzlich an die Wasseroberfläche treibt.

Unter **Auftrieb** versteht man die Kraft, die das Wasser auf einen Körper senkrecht nach oben ausübt. Dabei handelt es sich um den statischen Auftrieb (vgl. Abb. 1 und 2), da er auf jeden Körper, der sich im Wasser befindet, wirkt. Dabei ist es unerheblich, ob sich der Körper bewegt oder nicht. Dies erklärt sich durch das archimedische Prinzip, dass nämlich jeder schwimmende Körper genau die Wassermasse verdrängt, die gleich seiner Masse ist (vgl. Willimczik, 1989, S. 272).

Da das spezifische Gewicht des Menschen (Masse eines Körpers in Kilogramm geteilt durch das Volumen eines Körpers in Kubikzentimeter) dem des Wassers sehr ähnlich ist, weil der Mensch zu einem großen Prozentsatz aus Wasser besteht, schwebt ein ganz eingetauchter Körper normalerweise im Wasser. Diese Kraft bewirkt, dass ein Körper im Wasser nur noch 10 % seines Körpergewichts wiegt.

Dieses Phänomen erklärt auch die schonende und sanfte Wirkung von Aquagymnastik, da im Wasser das Körpergewicht nicht mehr den limitierenden Faktor für Kraft-, Koordinations- und Ausdauertraining darstellt. Eine weitere positive Eigenschaft des wirkenden statischen Auftriebs stellt der geringere Kraftaufwand bei langsamen Bewegungen im Wasser dar.

Der dynamische Auftrieb entsteht nur bei Bewegung des Körpers im Wasser. Je nach Stellung und Form des eingetauchten Körpers oder Körperteils wirken durch den Aufprall des Wassers Kräfte an der Aufprallfläche, die senkrecht nach oben gerichtet sind (vgl. Abb. 1 und 2). Die Aufprallfläche beim Menschen ist die Körperoberfläche, die, je nach Anstellwinkel der Extremitäten oder des ganzen Körpers, im Wasser verschieden groß wird. Durch diese Kraft kann der im Wasser schwebende Körper an die Wasseroberfläche gelangen (vgl. a. a. O.).

Allein der Aufenthalt im Wasser ergibt durch den statischen Auftrieb eine Entlastung des Körpers. Wenn noch der dynamische Auftrieb bei Bewegungen hinzukommt, verstärkt sich der Effekt des Stützens und Tragens durch das Wasser.

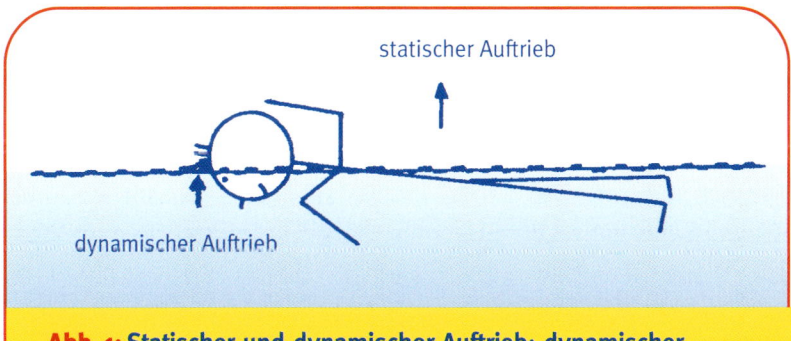

statischer Auftrieb

dynamischer Auftrieb

Abb. 1: Statischer und dynamischer Auftrieb; dynamischer Auftrieb klein

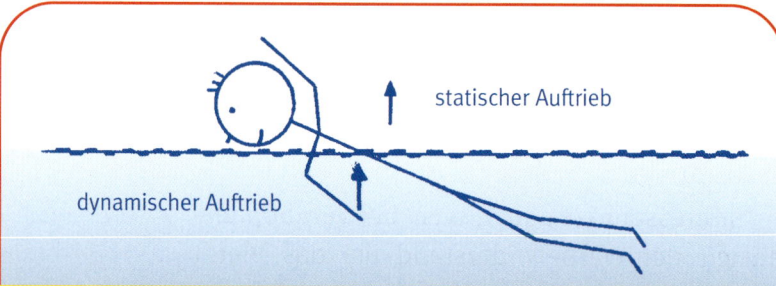

statischer Auftrieb

dynamischer Auftrieb

Abb. 2: Statischer und dynamischer Auftrieb; dynamischer Auftrieb größer

1.2 Wasserdruck

Der Wasserdruck ist der Druck, der in einer bestimmten Tiefe auf einen eingetauchten Körper wirkt. Da das Wasser ein wesentlich höheres spezifisches Gewicht als die umgebende Luft hat, ist auch der Druck im Wasser deutlich höher als durch den Luftdruck an Land. Diese Eigenschaft des Wassers kann man spüren, wenn man im Schwimmbad taucht und dabei einen unangenehmen Druck auf den Ohren wahrnimmt. Die uns umgebende Luft hat einen Druck von ca. 1 bar. Pro einem Meter Wassertiefe nimmt der Wasserdruck (hydrostatische Druck) um 0,1 bar zu. Dies bedeutet, dass auf einen Körper in 1 m Wassertiefe ein Druck von 1,1 bar wirkt.

Dies hat auf den Organismus des Menschen einen großen Einfluss (vgl. Kapitel II.3). Es soll an dieser Stelle jetzt schon auf die große Beeinflussung des Herz-Kreislauf-Systems hingewiesen werden.

1.3 Wasserwiderstand

Nach Willimczik (1989) wird der Wasserwiderstand als die Kraft bezeichnet, die entgegen der Strömungsrichtung wirkt und den im Wasser befindlichen Körper in seiner Bewegung abbremst. Der Wasserwiderstand ist unter anderem abhängig von der Geschwindigkeit, mit der sich der Körper im Wasser bewegt und der Größe der Fläche, die dem Wasser entgegengesetzt wird.

Interessant ist dabei, dass bei Verdopplung der Geschwindigkeit der Wasserwiderstand um das Vierfache vergrößert ist. Dies bedeutet: Je schneller eine Bewegung im Wasser ausgeführt wird, desto mehr Widerstand muss überwunden werden.

Die Faktoren, die den Wasserwiderstand ausmachen, sind der Reibungswiderstand (790-mal höher als an Land; nach Beigel-Guhl & Brinckmann, 1989, S. 203), der Druckwiderstand durch den Aufprall des Wassers und der Wellenwiderstand.

1.4

Wärmeleitfähigkeit

Die Leitfähigkeit des Wassers ist 25-mal höher als die der Luft. Dies hat zur Folge, dass der menschliche Körper auf Grund seiner Wärmeabgabemechanismen verstärkt Wärme abgibt und damit schneller auskühlt als an Land. Der Organismus wehrt sich mit einem gesteigerten Energieumsatz, der eine erhöhte Wärmeproduktion zur Folge hat. Dies wiederum bewirkt eine Vervierfachung der Wärmeabgabe an das Wasser.

Für die Dauer, Intensität und Art der Aquagymnastik spielt die Wassertemperatur eine entscheidende Rolle. Je höher die Wassertemperatur ist, desto geringer sollte die Intensität, aber desto größer kann die Dauer der Gymnastik sein. Bei einer hohen Intensität in zu warmem Wasser kann es zu einem regelrechten Wärmestau kommen, da im Wasser die Wärmeabgabe durch Schwitzen nicht möglich ist. Eine Überlastung des Kreislaufs kann die Folge sein.

2 Veränderung der Bewegungsparameter im Wasser

Die Bewegungskomponenten *Raum, Zeit* und *Dynamik* werden durch den Aufenthalt im Wasser verändert und liefern dadurch ganz neue Erfahrungsmomente über den eigenen Körper.

Bewegung findet immer in einem Raum statt und besitzt auch eine räumliche Ausdehnung (eng – weit; hoch – tief). Sie unterliegt einer Zeitkomponente, da Bewegungen schnell oder langsam, verzögert oder plötzlich ausgeführt werden. Die Komponente *Dynamik* kann mit dem Begriff *Kraft* gleichgesetzt werden, da Dynamik immer eine Frage des Spannungseinsatzes bzw. dessen Lösung ist. Diese drei Komponenten einer Bewegung greifen ineinander und beeinflussen einander. Keine der drei kann isoliert stehen, da Bewegung in nur einer Dimension unmöglich ist.

2.1 Raum

Der Parameter *Raum* bezieht sich sowohl auf die räumliche Ausdehnung einer Bewegung als auch auf die Wege, die mithilfe von Bewegungen zurückgelegt werden.

Die Wege an sich (vorwärts und rückwärts gehen, hoch/tief) ändern sich nicht. Aber das Wasser bietet Möglichkeiten der Bewegung im Raum, die an Land nicht möglich sind. So ist es beispielsweise möglich, sich im Wasser wie ein Delfin fortzubewegen, eine Art der Bewegung, die an Land nur schwer möglich ist. Auch die Fortbewegung in all ihren Variationen wird durch die Eigenschaften des Wassers verändert. Der Wasserwider-

stand erschwert das Bewegen, aber erlaubt Arten des Vorwärts-
kommens, die so an Land nicht möglich wären. Mann kann sich
z. B. vom Wasser regelrecht abdrücken und dadurch Unterstüt-
zung finden. Bei steigender Geschwindigkeit wird das immer
deutlicher spürbar. Auch sind nicht alle Übungen, die an Land
auf dem Boden durchgeführt werden, in das Medium Wasser
übertragbar, da der Aufenthalt auf dem Beckenboden zumin-
dest zeitlich begrenzt ist.

Der Umfang einer Bewegung (z. B. eng/weit) wird im Wasser
anders erfahren, da der Wasserwiderstand die Bewegungen je
nach Größe der Aufprallfläche bremst.

Wenn ein Bein beispielsweise gestreckt nach vorn gehoben
wird, fällt das schwerer, als wenn es angebeugt wäre. Gerade
Menschen, die Schmerzen in den Gelenken haben, können
im Wasser größere, raumgreifendere Bewegungen durchführen, da ihnen dabei die physikalischen Eigenschaften des
Wassers helfen.

Auch ermöglicht der Auftrieb Bewegungen, die an Land viel-
leicht nicht oder nur mit Angst oder Schmerzen durchführbar
wären. Dazu gehören beispielsweise Sprünge oder das Sinken-
lassen des Körpers oder eines Körperteils.

Diese Möglichkeit der Raumerfahrung bietet also viele Vorteile,
die sowohl bei der Prävention und Rehabilitation als auch beim
sportlichen Training sehr hilfreich sein können.

2.2 Zeit

Der Faktor *Zeit* einer Bewegung beschreibt die Bewegungsgeschwindigkeit.

Wird eine Bewegung, wie beispielsweise das Heben eines Arms, langsam oder schnell ausgeführt, sind unterschiedliche Wahrnehmungen dieser Handlung die Folge. Man empfindet langsam ausgeführte Bewegungen oft als anstrengender als schnell ausgeführte Bewegungen, da die Tätigkeit länger andauert.

Im Wasser dagegen wird dies genau gegensätzlich erfahren. Eine im Wasser langsam durchgeführte Bewegung ist weniger anstrengend und kraftaufwändig, da hierbei der Auftrieb des Wassers und das geringere Gewicht eines Körpers unterstützend wirken.

Bei einer schnellkräftig ausgeführten Bewegung im Wasser wirkt aber gegen den unterstützenden Auftrieb der steigende Wasserwiderstand, der, wie oben schon erläutert, mit steigender Geschwindigkeit einer Bewegung ebenfalls wächst. Dies hat zur Folge, dass mehr Kraft aufgebracht werden muss, um gegen den Widerstand anzuarbeiten.

So ermöglichen Bewegungen im Wasser ein gezieltes Mobilisationsprogramm, da dabei die Übungen langsam und behutsam durchgeführt werden sollten, ohne dass dabei der Faktor der Anstrengung wirkt. Andererseits kann man auch gezielt kräftigen, und zwar auf die individuelle Kraft zugeschnitten, da man dies über die Geschwindigkeit der Bewegung sehr gut steuern kann.

Dynamik

Wie eingangs schon erwähnt, ist „Dynamik ... äußerlich eine Frage des Spannungseinsatzes bzw. der Lösungsmomente der Gesamt- oder auch Teilmuskulatur" (Fritsch, 1985, S. 19).

Alle Bewegungen sind durch einen ständig alternierenden Wechsel von An- und Entspannung gekennzeichnet. Dies bedeutet, dass sich die Muskulatur des Körpers zum Aufbringen von Kraft zusammenzieht und danach wieder entspannt. Je dichter diese Phasen aufeinander folgen, desto dynamischer wird eine Bewegung. Die Bewegungsdynamik im Wasser wird durch den Wasserdruck, Wasserwiderstand und den Auftrieb erheblich beeinflusst.

Sehr dynamisch ausgeführte Bewegungsfolgen bewirken eine hohe konditionelle Belastung, die im Wasser noch größer ist als an Land. Die Ursache für dieses Phänomen liegt in dem auf den Körper wirkenden Wasserdruck. Der Brustkorb wird durch den wirkenden hydrostatischen Druck in die Ausatemstellung gedrückt, sodass das Einatmen erschwert wird. Wenn man nun über längere Zeit dynamische Bewegungen durchführt, braucht der Körper mehr Sauerstoff und die Atemfrequenz erhöht sich. Die Atmung muss nun gegen den wirkenden Wasserdruck durchgeführt werden.

Durch Auftrieb und Wasserwiderstand werden dynamische Bewegungswechsel erschwert. Dies hat eine veränderte Bewegungskoordination (das ist das Zusammenspiel von Teilbewegungen, Körperteilen, einzelnen Muskeln und Muskelfasern) und vermehrte Muskelarbeit zur Folge.

3 Gesundheitliche Auswirkungen von Aquagymnastik

Das Wasser bietet ideale Bedingungen, um dem Körper rundum etwas Gutes zu tun, denn es kommen viele positive Effekte zum Tragen.

Die Wirkung des Wassers und der Gymnastik im Wasser auf den menschlichen Körper sind deshalb im Folgenden Darstellungsgegenstand.

Tab. 1

Überblick
Gesundheitliche Auswirkungen von Aquagymnastik

- Entlastung der Gelenke
- Kräftigung des Halte- und Stützapparats
- Förderung der Beweglichkeit
- Ausdauertraining
- Training der Atemmuskulatur
- Gefäßtraining
- Massage der Haut
- Abhärtung
- Stoffwechselanregung
- Entspannung
- Gleichgewichtsverbesserung
- Verbesserung des Tastsinns
- Verbesserung der Koordination

Entlastung der Gelenke

Durch den Auftrieb des Wassers und das geringere Gewicht des eingetauchten Körpers werden die Gelenke, Muskeln, die Wirbelsäule und die Bandscheiben stark entlastet. Dies hat eine freiere Gelenkbewegung zur Folge und die Lockerung und Beweglichkeitsförderung ergibt sich fast von allein.

Die Aufrichtung der Wirbelsäule wird im Wasser automatisch eingenommen, sodass die zusätzliche Konzentration und ein vermehrter Kraftaufwand für diese Arbeit entfallen.

Kräftigung des Halte- und Stützapparats

Wenn man sich in einem Wasserbecken befindet, in dem man nicht stehen kann, muss man, um das Gleichgewicht und die aufrechte Haltung nicht zu verlieren, ständig kleine Bewegungen mit den Armen und Beinen durchführen. Eine kontinuierliche Muskelaktivität ist die Folge. Wellenbewegungen des Wassers erschweren diese Arbeit noch zusätzlich. Auch in taillen- oder schulterhohem Wasser ist die Beibehaltung des aufrechten, freien Standes durch den Auftrieb und die Wellenbewegung erschwert. Die Muskulatur befindet sich in einem ständigen Wechsel von An- und Entspannung, sodass diese Tätigkeit schon ein kleines Training darstellt. Wenn nun noch Bewegungen durchgeführt werden, die in ihren Raum-, Zeit- und Dynamikparametern variieren, kann dies für ein anspruchsvolles Kräftigungsprogramm ausgenutzt werden.

Die Kräftigung geschieht auf sanftem Wege, gerade ohne die meist zu starke Belastung für Gelenke und Wirbelsäule.

Durch die Überwindung des Wasserwiderstandes und des Auftriebs, sowohl beim Hin- als auch beim Rückweg einer Bewegung, erreicht man eine kontinuierliche Belastung und Beanspruchung der Muskulatur. So wird eine gleichmäßige Stärkung der gesamten Muskulatur erzielt und Muskelungleichgewichten automatisch vorgebeugt. Eine individuelle Steuerung über die Intensität der Kräftigung ist über die Regulation der Geschwindigkeit einer Bewegung und den Bewegungsumfang möglich.

Förderung der Beweglichkeit

Die angenehme Wassertemperatur fördert die Entspannung des aktiven und passiven Bewegungsapparats. Dies bedeutet, dass sowohl Muskeln als auch Sehnen, Gelenkkapseln und Bänder geschmeidiger und elastischer werden. Durch diesen Effekt fällt es leichter, zusätzlich ein Mobilisationsprogramm durchzuführen.

Auch das Üben der Gelenkigkeit im Wasser wird erleichtert, da der Auftrieb die Schwere des Körpers mindert und bewegungserweiternd wirken kann.

Er wirkt unterstützend, wenn in die Bewegungsrichtung gearbeitet wird, in der auch der Auftrieb wirksam ist (nämlich in Richtung Wasseroberfläche). Ein Beispiel wäre die Verbesserung der Schultergelenkigkeit im Stand in schulterhohem Wasser. Wenn der Arm langsam nach oben gehoben wird, fällt dies im Wasser wesentlich leichter, da der Arm durch den Auftrieb fast allein nach oben getrieben wird. Bewegungen gegen den Wasserwiderstand ermüden die Muskulatur. Allerdings lässt sich diese Muskulatur daraufhin besser dehnen, weil sie der Dehnung nicht mehr viel Widerstand entgegensetzen kann.

Ausdauertraining

Das Medium Wasser eignet sich hervorragend zum Training der Ausdauer, da die Belastungsintensität hoch, aber das Risiko für Überlastungsschäden sehr gering ist. Schon bei geringeren Wiederholungszahlen ist die Herz-Kreislauf-Belastung so groß, dass ein trainingsrelevanter Belastungspuls nach relativ kurzer Zeit erreicht werden kann. Wenn dieser Puls über einen längeren Zeitraum aufrechterhalten wird, kommt es zu einer Verbesserung der Ausdauer.

Ausdauertraining kann grob in zwei Ziel- bzw. Wirkungsrichtungen eingeteilt werden: in das aerobe Training, welches positive Anpassungsprozesse des Herz-Kreislauf-Systems hervorruft und fettabbauend wirkt (allerdings setzt diese positive Wirkung erst nach einer Belastung ein, die mindestens 30 Minuten kontinuierlich andauert!). Das anaerobe Training zeichnet sich durch kürzere Belastungsphasen mit hohen Pulswerten aus und wird vor allem in Sportarten mit schnellkräftigen Anteilen vollzogen, z. B. in den Ballspielen oder leichtathletischen Sprint-, Sprung- und Wurfdisziplinen.

Soll vorrangig Herz-Kreislauf-Erkrankungen vorgebeugt oder Gewicht reduziert werden, empfiehlt sich ein aerobes Ausdauerprogramm. Dabei werden Bewegungen, wie z. B. Laufen im Wasser oder „Fahrrad fahren an der Wand hängend" (siehe IV. Praktischer Teil) über längere Zeit (mindestens drei Minuten mit Steigerung nach oben, nach Fähigkeit oder Wunsch) durchgeführt. Wichtig ist hierbei, dass immer mehr als ein Sechstel der gesamten Körpermuskulatur im Einsatz ist (mindestens beide Beine). Die Intensität sollte so gewählt werden, dass z. B. eine Unterhaltung noch möglich ist.

Der optimale Belastungspuls für eine solche Art des Trainings wird mit der weiter unten angegebenen Formel ermittelt. Dabei ist zu beachten, dass diese Formel nur bei denjenigen zur Anwendung kommt, die keine Medikamente (z. B. Beta-blocker) nehmen und herzgesund sind. Auch bei Schwangeren muss von einer neuen, niedrigeren Ziel-Herz-Frequenz ausgegangen werden, damit das ungeborene Kind geschützt wird. Hierbei sollte ein Arzt zu Rate gezogen werden.

Tab. 2

Formel zur Ermittlung des optimalen Belastungspulses

Ziehen Sie Ihr Alter von 220 ab	220
minus	–
Dies entspricht Ihrem Maximalpuls =	–
Multiplizieren Sie mit 75 %	* 75 %
Dies entspricht Ihrer Zielfrequenz =	–

Anwendungsbeispiel für einen 30-Jährigen

Ziehen Sie Ihr Alter von 220 ab	220
minus	30
Dies entspricht Ihrem Maximalpuls =	190
Multiplizieren Sie mit 75 %	* 75 %
Dies entspricht Ihrer Zielfrequenz =	142,5

Dies bedeutet, dass diese Person während der Belastung die Pulsfrequenz von 143 nicht überschreiten sollte, damit sie die Belastung so lange wie möglich durchführen kann. Am Beginn eines aeroben Trainings, vor allem, wenn man sich vorher noch nie sportlich betätigt hat, steigt die Pulsfrequenz oft höher. In diesem Fall muss man darauf achten, dass der Maximalpuls (im Beispiel: 190) nicht überschritten wird. Nach regelmäßigem Training wird man sich immer stärker der Zielfrequenz annähern.

Der Puls kann an der Innenseite des Handgelenks oder an der Seite des Halses, direkt vor dem Muskel, getastet werden (siehe Abb. 3).

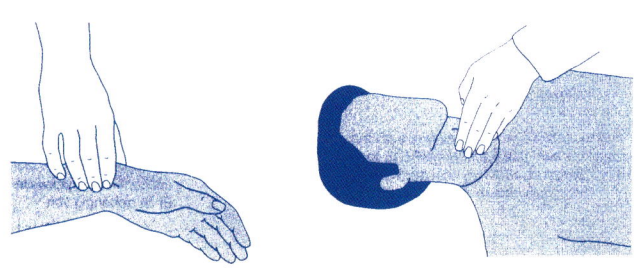

Abb. 3: Pulsmessung am Handgelenk und am Hals
(vgl. Deutsches Rotes Kreuz – Erste Hilfe-Handbuch, Bonn, 1991)

Bei der Pulsmessung sollte zehn Sekunden lang gezählt und die so ermittelten Pulsschläge mit sechs multipliziert werden; dabei zählt der erste gezählte Pulsschlag gleich null (Beispiel: zwölf Pulsschläge über zehn Sekunden gezählt; zwölf multipliziert mit sechs ergibt 72 Schläge pro Minute).

Wünscht man eher ein schnellkräftiges Training, sollte die Intensität hoch sein. Die Dauer der Belastung ist viel kürzer. Diese Art des Trainings bewirkt vor allem muskuläre Anpassungsprozesse. Der Puls kann hierbei bis zum Maximalpuls oder sogar höher gehen.

Ein anaerobes Training könnte beispielsweise so aussehen:

1. Maximal eine Minute mit größter Intensität durch das Wasser laufen, welches mindestens hüfthoch ist.

2. Direkt im Anschluss an die Belastung Puls messen!

3. Es folgt eine Pause, die aber nur so lange andauern darf, bis der Puls bei 120 Schlägen/Minute angelangt ist.

Diese Phasen der Belastung und anschließenden Erholung werden etwa fünfmal hintereinander durchgeführt. Anschließend folgt eine längere Pause, bis der Puls etwa einen Wert von ca. 90-100 Schlägen/Minute erreicht hat. Der nächste Trainingssatz wird angeschlossen. Insgesamt werden 3-5 Sätze durchgeführt.

Im Wasser hat der Puls in Ruhe einen niedrigeren Ausgangswert als vergleichsweise an Land. Dies ist durch den wirkenden Wasserdruck erklärbar, der das Blutvolumen zum Herzen verlagert, sodass das Herz weniger häufig schlagen muss, um die gleiche Blutmenge zu transportieren. Zusätzlich kommt es nach regelmäßigem Training zu einer Herzmuskelkräftigung, was auch ein Kennzeichen einer verbesserten Ausdauerfähigkeit darstellt.

Training der Atemmuskulatur

Die Beanspruchung der Atmung hängt mit dem Wasserdruck zusammen. Durch diesen Druck kann sich der Brustkorbumfang um ca. 2 cm, der des Bauchs um 6 cm verringern. Dadurch gerät der Oberkörper in eine permanente Ausatemstellung, die das Einatmen schwieriger macht. Während des Einatmens bewegt sich der Brustkorb auseinander und das Zwerchfell bewegt sich in Richtung des Bauchraums. Bei jedem Atemzug wölbt sich die Bauchdecke nach außen, da die Organe nach vorne gedrückt werden. Wenn man sich nun im Wasser befindet, muss dieser ganze Ablauf gegen den Wasserwiderstand ausgeführt werden.

Die Ausatmung wird dagegen erleichtert, da sich der Brustkorb in Ausatmungsstellung befindet, sodass viel verbrauchte Luft abgegeben werden kann.

So wird die Atemmuskulatur (Rippenmuskulatur, Zwerchfell usw.) sehr gut gekräftigt, wenn man ein regelmäßiges Training im Wasser durchführt. Eine vertiefte Einatmung und eine verlängerte Ausatmung sind die günstigen Folgen, die auch an Land spürbar sind.

Gefäßtraining

Die Blutgefäße des Menschen teilen sich in Arterien und Venen (siehe Abb. 4). Die Venen transportieren das Blut, dem der Sauerstoff entzogen wurde, zum Herzen zurück. Die Arterien, die das sauerstoffreiche Blut führen, leiten das Blut vom Herzen in die verschiedenen Körperteile, um diese zu versorgen.

Das Bewegen im Wasser wirkt in unterschiedlicher Weise auf diese Gefäße. Die Wassertemperatur, die immer unter der Körpertemperatur liegen sollte, bewirkt eine Gefäßverengung, sowohl in der Haut als auch unterhalb der Körperoberfläche. Wenn man das Wasser verlässt, kommt es bei Erwärmung des Körpers zu einer Gefäßerweiterung. Wenn dies nun häufiger geschieht, hat das eine Kräftigung der Gefäßwände zur Folge.

Einen weiteren Einflussfaktor stellt der Wasserdruck dar. In Abhängigkeit der wechselnden Wasserdrücke von der Höhe des umgebenden Wassers werden die Gefäße ständig wechselnden Kompressionsstärken ausgesetzt. Im Laufe der Zeit passt sich das Gefäßsystem diesen Umständen immer schneller an. Diese Fähigkeit bewirkt an Land eine bessere Muskeltätigkeit in den Arterien und verhindert die Schwächung der Venenklappen.

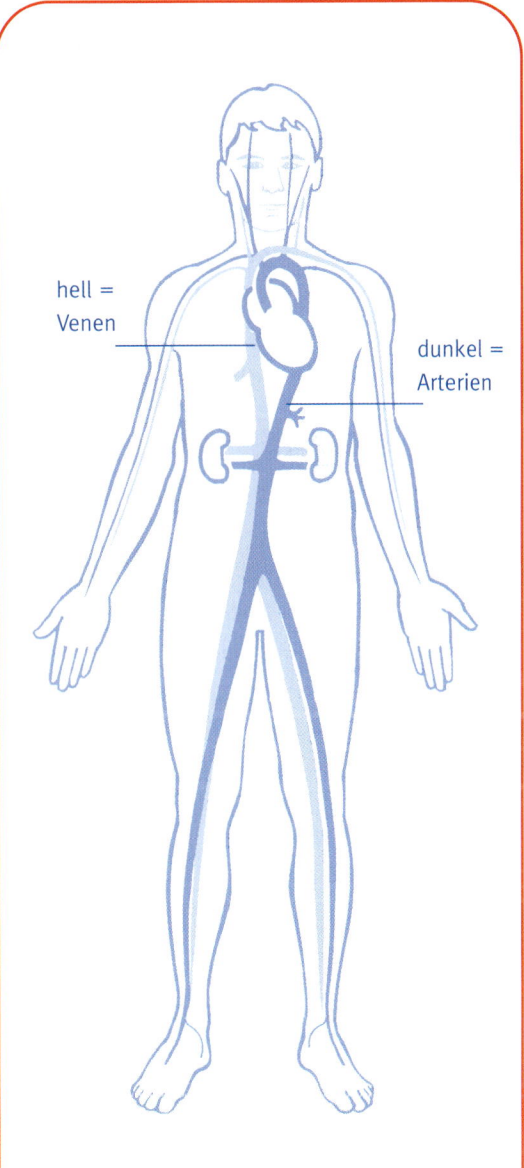

hell = Venen

dunkel = Arterien

Abb. 4: Arterien und Venen des menschlichen Körpers (vgl. Rost, R.: Sport und Bewegungstherapie bei inneren Krankheiten. Köln, 1991, S. 67)

Eine weitere positive Folge ist die Aktivierung des Lymphgefäß-systems, was einen verbesserten Stoffwechsel zur Folge hat. Das Lymphgefäßsystem besteht aus Lymphgefäßen, die parallel zu den Venen verlaufen und austretende Flüssigkeit aus den kleinen Blutgefäßen aufnehmen. In den Lymphgefäßen befin-den sich Lymphknoten, die als biologische Filter dienen. Bei voller Funktionstüchtigkeit dieses Systems wird verhindert, dass Flüssigkeit in das Körpergewebe eingelagert wird (z. B. Vermeidung von „dicken Beinen").

Massage der Haut

Durch den wechselnden Wasserdruck in unterschiedlicher Was-sertiefe und den Widerstand des Wassers bei Bewegungen wird die Haut regelrecht massiert. Die Gefäße der Haut öffnen und schließen sich und eine verbesserte Durchblutung ist die Folge. Eine so trainierte Haut sieht nicht nur jünger aus, sie bleibt auch länger elastisch und geschmeidig. Man darf nur das Eincremen nach dem Wassertraining nicht vergessen, da das Wasser, besonders wenn es gechlort ist, der Haut wichtige Fette entzieht.

Abhärtung

Wenn man sich regelmäßig bewegt und dies zusätzlich noch im Wasser tut, wird das Immunsystem des Körpers gestärkt.

Durch die Wassertemperatur wird der Körper zu Mechanismen angeregt, die einen Temperaturabfall im Körperkern verhindern. Der Mensch hat etwa eine Körpertemperatur von 36,8° C, die aufrechterhalten werden muss, damit die Prozesse, die im Körper zur Lebenserhaltung notwendig sind, störfrei ablaufen können. Diese Temperatur, die im Körperinneren herrscht, be-wirkt auch ein optimales Funktionieren der Immunabwehr.

Während des Aufenthalts im Wasser sinkt die Körpertemperatur und steigt danach an Land wieder an. Wenn nun ein regelmäßiges Aquagymnastiktraining durchgeführt wird, bewirkt dieser ständige Wechsel der Körperkerntemperatur ein Training der Immunabwehr und der Körper wird so besser vor Erkältungskrankheiten geschützt.

Stoffwechselanregung

Besonders durch den Aufenthalt und das Bewegen im Wasser wird der Stoffwechsel im Körper enorm gesteigert. Weil die muskuläre Arbeit Energie benötigt, muss der Organismus seine Aktivität steigern, um die entsprechenden Stoffe zur Verfügung stellen zu können. Da nun zusätzlich der Kältereiz des Wassers wirksam wird, muss der Energieumsatz noch um ein Vielfaches gesteigert werden, damit der Körper nicht auskühlt. Diese Anregung des Stoffwechsels ist besonders günstig bei der Gewichtsreduktion, da der Körper während einer Diät den Stoffwechsel erst einmal drastisch reduziert, um ein angenommenes Verhungern zu verhindern. Je nach Fettgewebsdicke führt der Aufenthalt im Wasser (bei ca. 25° C) zu einer Energieumsatzsteigerung zwischen 20-30 % (nach Ockert, 1993, S. 9).

Entspannung

Im Wasser wird die Reizempfindlichkeit des vegetativen Nervensystems herabgesetzt, dies führt zu einer Beruhigung des Organismus. Die Folge ist ein allgemeines Entspannungsgefühl in psychischer und körperlicher Hinsicht. Eine weitere Ursache für die Ganzkörperentspannung stellen die physikalischen Eigenschaften des Wassers dar.

Durch den Auftrieb hat man ständig das Gefühl des Getragenwerdens. Die Körperschwere ist kaum noch spürbar und man fühlt sich ganz leicht.

Der Wasserwiderstand, der jeder Bewegung entgegensteht, bewirkt eine allmähliche Ermüdung der Muskulatur. Dies wiederum hat eine muskuläre Entspannung zur Folge und daraus folgend eine psychische Entspannung. So kann auf angenehme Weise Stressauswirkungen begegnet werden.

Verbesserung des Gleichgewichts

Im Wasser wird der im Innenohr befindliche Gleichgewichtssinn besonders stark stimuliert. Das Stehen im Wasser verlangt eine kontinuierliche Gleichgewichtskontrolle, da Auftrieb und Wellen ständig Handlungen erfordern. Wenn nun gymnastische Übungen durchgeführt werden, gerät der Körper noch stärker aus dem Gleichgewicht, das Gleichgewichtsorgan wird aktiviert, um eine quasistabile Lage des Körpers wiederherzustellen.

Diese Wirkung ist besonders günstig für Kinder und ältere Menschen, da eine Schulung des Gleichgewichts ein Teilziel des Trainings darstellt. Die Angst vor dem Fallen spielt im Wasser keine Rolle, da es hier zu keinen Verletzungen kommen kann.

Verbesserung des Tastsinns

Das Medium Wasser stimuliert die Nervenbahnen der Haut durch den Druck, die Wassertemperatur und den spürbaren Wasserwiderstand bei Bewegung. Auch das Vorbeifließen des Wassers an der Haut bewirkt eine andere Körperwahrnehmung. Diese Einwirkungen lösen in den Muskel- und Nervenzellen Aktivitäten aus, die mehr und mehr bewusst genutzt werden.

Gerade bei Bewegungen und bei Entspannungsübungen im Wasser sind diese Empfindungen erfahrbar und können über das Medium Wasser hinaus auch an Land genutzt werden.

Verbesserung der Koordination

Im Wasser wird sowohl die Koordination des Körpers als auch die Muskelkoordination durch die Wirkung des Wasserwiderstandes und des Auftriebs verändert. Bei langsamen Bewegungen wird dies nicht so deutlich, da hier nur der Auftrieb wirkt. Trotzdem muss man sich auf diesen Einfluss einstellen, da ständig Muskelaktivitäten gefordert sind. Je größer und je schneller eine Bewegung ausgeführt wird, desto stärker wird die Koordination erschwert. Dies kann jeder nachvollziehen, der versucht hat, im Wasser zu laufen. Es werden dabei Muskelaktivitäten gefordert, die einem nicht vertraut sind. Die Bewegungen sind nicht so rund und gleichmäßig.

Diese veränderte Koordinationsempfindung hat positive Einflüsse auch an Land, denn je mehr Erfahrungen der Mensch bei Bewegungen sammelt, desto ökonomischer und sicherer bewegt er sich.

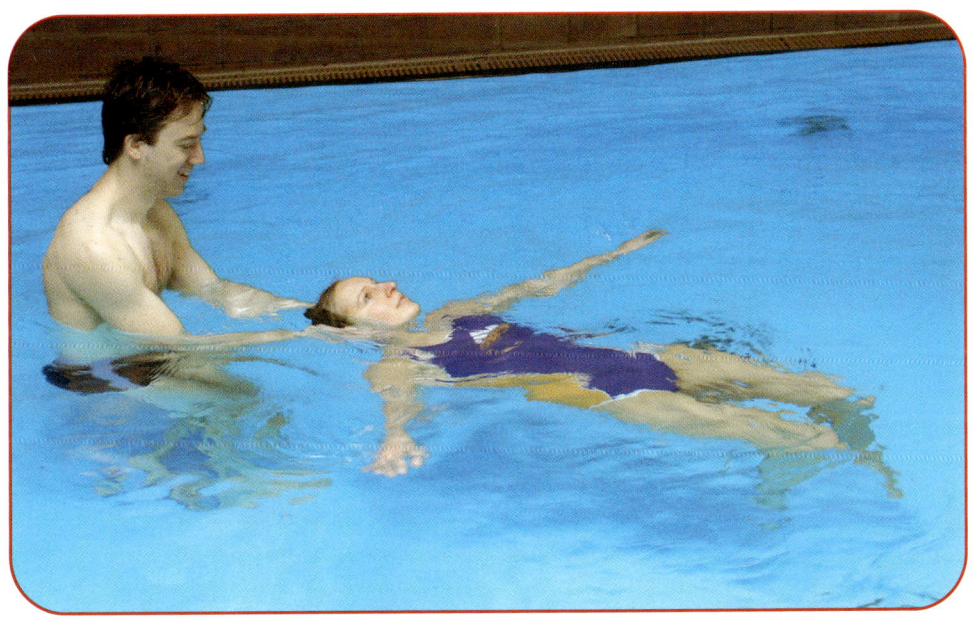

4 Indikationen und Kontraindikationen für Aquagymnastik

Auf Grund ihrer positiven Wirkungen eignet sich die Aquagymnastik für viele Menschen; besonders empfiehlt sie sich jedoch bei Beschwerden und Störungen, bei denen sie Erleichterung und Besserung schafft (= Indikationen für die Durchführung von Aquagymnastik). Aber es gibt auch Krankheitsbilder, die es verbieten, Gymnastik im Wasser zu betreiben. Sie stellen Kontraindikationen dar.

4.1 Indikationen

Aquagymnastik sollte eingesetzt werden bei:

- Haltungs-, Muskel- und Bindegewebsschwäche.
- Verschleißerkrankungen der Gelenke, besonders der Hüft- und Kniegelenke.
- Wirbelsäulensyndromen (Bewegungseinschränkung, Muskelschmerzen), Verschleiß- und Bandscheibenschäden (Spondylolysen, Spondylarthrosen).
- Erkrankungen, die mit einem erhöhten Muskelspannungszustand einhergehen, wie Muskelschmerzen, Muskelhärten und Hexenschuss.
- Inaktivitätsatrophie der Muskulatur, hierbei handelt es sich um verstärkten Muskelabbau durch wenig oder keine Bewegung (nach längerer Ruhigstellung, z. B. nach Brüchen).
- Trainingsmangel (einschließlich Herz-Kreislauf). Dies umfasst die muskulären Schwächen und die mangelnde Belastbarkeit des Herzens und der Atmung.

4.2

- Durchblutungsstörungen.
- Steigerung der allgemeinen Fitness und Gelenkigkeit.

Kontraindikationen

Aquagymnastik sollte unterbleiben bei:

- allen akuten Infekten und Entzündungen.
- Herzinsuffizienz, schweren Herzrhythmusstörungen, gehäuften Angina Pectoris-Anfällen, sehr hohen Blutdruckwerten.
- akutem Asthma bronchiale.
- Anfallsleiden (z. B. Epilepsie).
- offenen Wunden, auch dem offenen Bein bei Venenleiden.
- Hauterkrankungen.

(nach Milz, 1977, S. 11).

Erfahrungen aus dem Koronarsport zeigen, dass auch Patienten mit vorgeschädigtem Herzen nach medizinischen Vor- und Begleituntersuchungen Aquagymnastik betreiben können. Dabei kommt es auf den Zustand des Herzens an.

Durch das erhöhte Blutvolumen im Herzen während des Aufenthalts im Wasser hat das Herz einen erhöhten Sauerstoffbedarf. Wenn das Herz nun durch eingeengte Blutgefäße unter dieser Belastung nicht mehr ausreichend versorgt werden kann, sollte man von Aquagymnastik abraten.

Insgesamt gilt: Wenn ein regelmäßiges Training angestrebt wird, sollte vorher eine ärztliche Untersuchung erfolgen.

An dieser Stelle werden Hinweise zur Organisation des Aquagymnastiktrainings gegeben, die sich auf das Schwimmbecken, auf die optimale Wassertemperatur und die Dauer des Trainings in Abhängigkeit von der Belastungsintensität beziehen.

Des Weiteren wird der optimale Aufbau eines Trainings beschrieben. Diese Hinweise stellen Richtlinien dar und sollen dem Leser Anhaltspunkte liefern und dabei die Möglichkeit geben, sich sein eigenes, auf seine Wünsche, Fähigkeiten und Fertigkeiten ausgerichtetes Trainingsprogramm zusammenzustellen.

Überblick
Hinweise zur Durchführung und Organisation der Aquagymnastik

1. Wahl des passenden Schwimmbeckens je nach Ausrichtung, Intensität und Dauer des Aquatrainings.

2. Berücksichtigung der Wassertemperatur im Hinblick auf Intensität und Dauer des Aquatrainings.

3. Gestaltungsmöglichkeiten eines Übungsprogramms im Wasser, je nach Zielgruppe und Ziel:
   - 3.1 Ausschließliches Dehnen und Kräftigen im Wasser.
   - 3.2 Komplettes Aquatrainingsprogramm.
   - 3.3 Aquagymnastik als Vorbereitung oder Pausengestaltung.
   - 3.4 Aquagymnastik zur Gewichtsreduktion.
   - 3.5 Übungen für Einzelne, Partner oder Gruppen.

4. Trainingsprinzip: *„mäßig, aber regelmäßig!"*

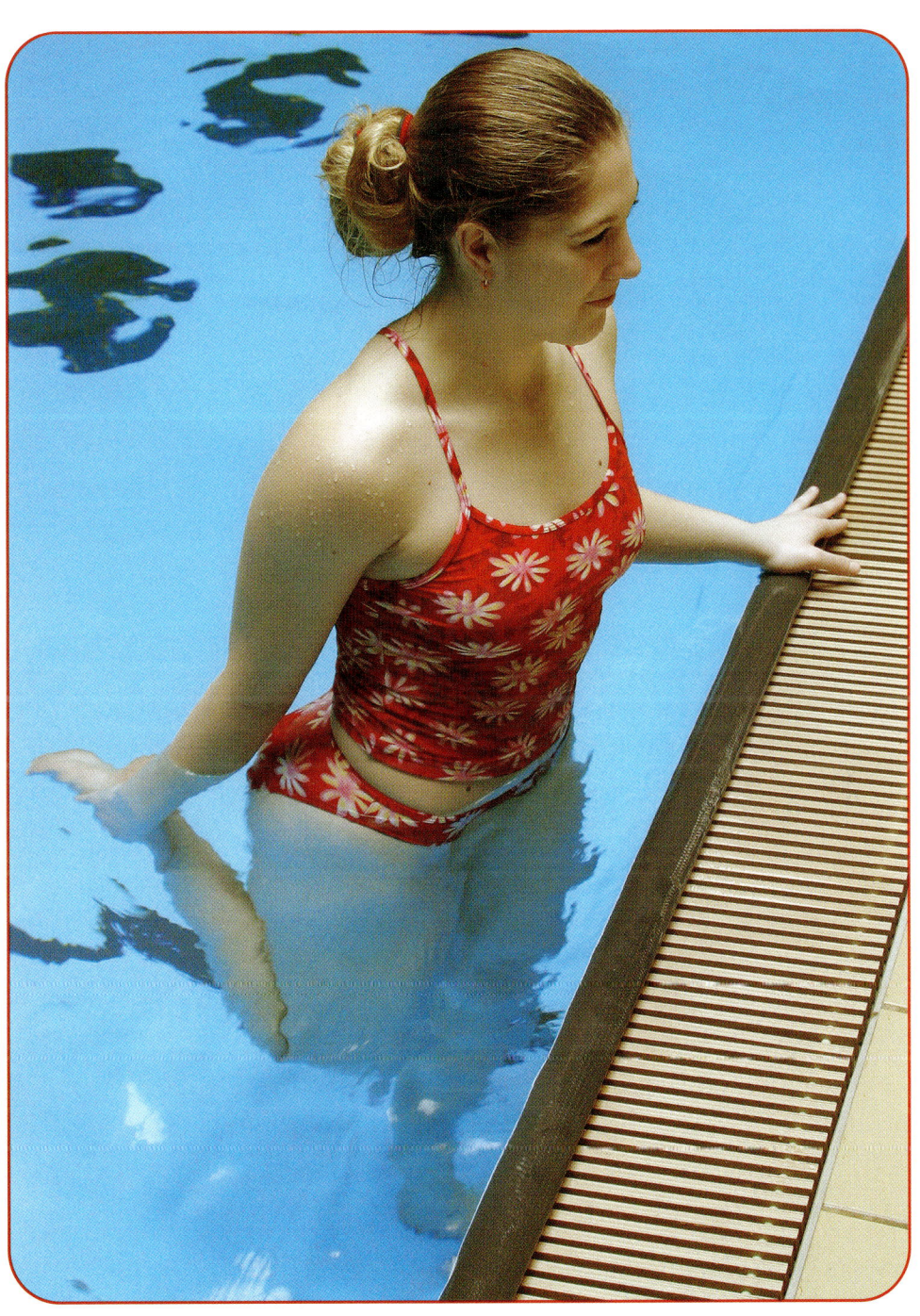

1 Wahl des passenden Schwimmbades

Aquagymnastik kann, je nach Zielrichtung, in verschiedenen Schwimmbeckenvarianten durchgeführt werden. Dies ist abhängig von der Ausrichtung des Trainings, der Intensität und der Dauer der Wassergymnastik. Es gibt das Bewegungsbad, das Lehrschwimmbecken, das Nichtschwimmerbecken und das Schwimmerbecken.

a

Als Erstes wäre das *Bewegungsbad* zu nennen, welches meist einen absenkbaren Boden besitzt. Die Wasserhöhe variiert hier zwischen hüfthoch bis Kopfhöhe (zwischen 120-180 cm Wassertiefe). Dies wird häufig über einen sanft abfallenden Beckenboden geleistet. Das Bewegungsbad bietet eine Haltevorrichtung am Rand und ist daher sehr gut für gymnastische Übungen geeignet. Diese Schwimmbadart findet man in vielen Krankenhäusern, Kurkliniken, Erlebnisbädern und größeren therapeutischen Einrichtungen. Auch in vielen Seniorenheimen ist es möglich, im Bewegungsbad zu trainieren.

b

Eine weitere Möglichkeit, Aquagymnastik zu betreiben, wäre das *Lehrschwimmbecken*, das ebenfalls eine geringe Wassertiefe besitzt. Dabei gibt es aber Unterschiede in der Verstellbarkeit der Böden, sodass teilweise eine einheitliche Wassertiefe von etwa 140 cm besteht. Da einige Lehrschwimmbecken keine Haltevorrichtung am Beckenrand besitzen, liefert hier die Überlaufrinne einen guten Ersatz.

Lehrschwimmbecken befinden sich häufig in Schulen oder Universitäten.

c

Falls man nicht die Möglichkeit hat, in einem Bewegungsbad oder Lehrschwimmbecken zu trainieren, bietet das *Nichtschwimmerbecken* im Hallenbad oder Freibad einen guten Ersatz. Auch hier ist das Wasser etwa taillenhoch. Die Überlaufrinne gibt den Halt, den man für einige Übungsausführungen benötigt.

d

Das *Schwimmerbecken* in Hallen-, Frei- oder Erlebnisbädern eignet sich für Übungen, die nicht im Stand oder am Boden ausgeführt werden. Es ermöglicht (mithilfe der Überlaufrinne) Übungen mit freischwebender Ausführung. Aquagymnastik im Schwimmerbecken eignet sich optimal für eine Kombination mit dem eigenen Schwimmtraining, da man die Erholungspausen mit gymnastischen Übungen anreichern kann und so zusätzlich noch weitere positive Effekte für den Körper erzielt.

Für ein optimales Training ist es am günstigsten, Pausen aktiv zu gestalten, sodass sich der Organismus auf schonende Art erholen kann. Dabei kommen zusätzlich die in II.3 beschriebenen gesundheitlichen Auswirkungen zum Tragen, wie Förderung der Beweglichkeit, Kräftigung und Entspannung der Muskulatur.

Alle angesprochenen Arten von Schwimmbecken bieten die Gelegenheit, ein gutes und effektives Aquagymnastikprogramm durchzuführen. Wenn die Möglichkeit besteht, sowohl flaches als auch tiefes Wasser zu nutzen, kann man die Aquagymnastik noch vielfältiger und abwechslungsreicher gestalten.

2 Die Wassertemperatur

Temperaturrichtlinien

- **21-25° C:** Optimale Temperatur für Leistungsschwimmer und Aquajogger. Diese Wassertemperatur erlaubt eine hohe Trainingsintensität. Für wenig belastende Übungen über einen längeren Zeitraum hinweg ist das Wasser zu kalt.

- **26-30° C:** Ideale Wassertemperatur für Gesundheitsschwimmer. Bei diesen Bedingungen kann man optimal die Ausdauerfähigkeit trainieren, wobei die Intensität nicht zu hoch gewählt wird.

- **28-30° C:** Günstige Wassertemperatur bei gemischtem Aquagymnastikprogramm, bei dem sich hochintensive Phasen mit ruhigen Phasen abwechseln. Der Körper kühlt nicht so rasch aus, daher ist ein länger andauerndes Übungsprogramm möglich.

- **32° C:** Für Krankengymnastik und Babyschwimmen. In solch warmem Wasser sind ruhige und gering intensive Übungen möglich, da hier der Körper vor dem Auskühlen geschützt ist. Hochbelastendes Aquagymnastiktraining ist ungünstig, da es zu einem Wärmestau kommen kann.

Die Wassertemperatur spielt bei der Aquagymnastik eine große Rolle, da sie die Dauer und Intensität des Übungsprogramms beeinflusst. Wie in II.1.4 schon beschrieben wurde, erlaubt eine höhere Wassertemperatur zwar ein längeres Training, aber die Intensität, d. h. die Belastungsstärke, darf nicht über längere Zeit (länger als zehn Minuten) zu hoch sein.

Die Belastungsstärke einer Übung kann durch die geringere Anzahl der Wiederholungen, die man leisten kann, spürbar werden. Sie lässt sich über die Geschwindigkeit und die Größe einer Bewegung dosieren. Je schneller und je raumgreifender eine Bewegung durchgeführt wird, desto höher ist auch die Intensität.

Wenn nun im kühlen Wasser eher belastungsärmere Übungen durchgeführt werden, beginnt man zu frieren, da der Körper zu stark auskühlt. Die Ursache liegt in dem ungünstigen Verhältnis der Wärmeproduktion zur Wärmeabgabe. Dies bedeutet, dass mehr Körperwärme an das Wasser abgegeben wird, als der Organismus durch die körperliche Produktivität produzieren kann. Die Konsequenz aus diesem Mechanismus müsste lauten: Erhöhung der Trainingsintensität.

Ein in warmem Wasser mit hoher Intensität ausgeführtes Training, besonders über einen längeren Zeitraum, stellt eine große Belastung für das Herz-Kreislauf-System dar. Durch die starke körperliche Arbeit produziert der Körper viel Wärme, die er abgeben muss, um eine optimale Funktion der Organe zu gewährleisten. Dies geschieht bei einer länger andauernden Belastung über das Schwitzen. Durch die Verdunstung des Schweißes, wie es an Land geschieht, wird eine Abkühlung erreicht. Im Wasser funktioniert dieser Mechanismus nicht, da der Schweiß, der bei anstrengenden Übungen und bei zu hoher Wassertemperatur produziert wird, im Wasser nicht verdunsten kann. Ein Wärmestau kann die Folge sein, welcher eine Beeinträchtigung des Herz-Kreislauf-Systems zur Folge hat.

Die Absicht, die man mit dem Training verfolgt, bestimmt die Wahl der Temperatur. Soll vorwiegend entspannend, beweglichkeitsfördernd und leicht kräftigend gearbeitet werden, sollte dies im warmen Wasser geschehen. Diese Temperatur herrscht in Bewegungsbädern, Lehr- und Nichtschwimmerbecken. Wird ein intensives Ausdauer- und/oder Kräftigungsprogramm gewünscht, sollte das Wasser eher etwas kühler sein, wie es im Schwimmerbecken meist der Fall ist. Wenn man beides kombinieren möchte, sollte man eher im wärmeren Wasser trainieren, da sonst in den ruhigeren Phasen der Körper zu stark auskühlt und ein optimales Training erschwert wird.

3 Dauer und Aufbau eines Aquagymnastikprogramms

Die Dauer eines Übungsprogramms ist prinzipiell nach der Trainingszielsetzung, der Adressatengruppe und letztendlich nach den Wünschen und Absichten des Trainierenden zu gestalten.

Es besteht die Möglichkeit, dass dabei nur einzelne Übungen durchgeführt werden, um z. B. eine Erholungspause zu überbrücken oder um sich für das Gesundheitsschwimmen vorzubereiten.

Eine weitere Möglichkeit wäre die Durchführung eines kompletten Trainings, wobei es hier mehrere Pausen gibt, die anschließend erläutert werden. Trainingsgegenstand könnte auch ausschließlich die Dehn- und Kräftigungsgymnastik sein, deren Dauer durch die Anzahl der Wiederholungen und die Vielfalt der ausgewählten Übungen bestimmt wird.

Voraussetzung für die Effektivität des Trainings ist die Übungshäufigkeit. Um Erfolge bei der Ausdauerverbesserung, Kräftigung und Dehnung zu erzielen, sollte man mindestens zwei- bis dreimal in der Woche trainieren, damit dauerhafte Veränderungen im Organismus erzielt werden können. Wenn nur einmal pro Woche trainiert wird, verbessert sich zwar im Laufe der Zeit die Koordination, die Immunabwehr und der Zustand der Gefäße, aber durch die langen Pausen stellt sich das Herz-Kreislauf-System und die Muskulatur immer wieder auf das Ausgangsniveau ein. Es tritt kein Trainingseffekt auf.

Ein wichtiges Prinzip des Aquatrainings ist das Kennenlernen und Testen seiner individuellen Grenzen, damit der Körper nicht überanstrengt wird und die Lust am Üben dadurch verloren geht. Man sollte das Training als Belastung empfinden, was sich in der Erhöhung des Pulses und in der Anstrengung der Muskulatur niederschlägt. Das Training darf jedoch nicht als

Überlastung mit Muskelschmerzen oder lang andauernde Atemnot spürbar werden. Dies hätte eine lange Erholungszeit zur Folge und die Abstände zwischen den einzelnen Trainingsphasen wären zu groß, um die körperliche Fitness zu verbessern.

Wenn nun ein komplettes Aquatrainingsprogramm durchgeführt werden soll, welches Aufwärmen, Belastungsphase und Cool down beinhaltet, sollte dies auf maximal eine Stunde begrenzt werden. Damit wird ein übermäßiges Auskühlen, was auch eine als angenehm empfundene Wassertemperatur (ca. 30° C) auf Dauer nicht verhindern kann, vermieden.

Dehn- und Kräftigungsprogramm 3.1

Wenn ausschließlich ein reines Dehn- und Kräftigungsprogramm absolviert werde soll, rechnet man mit einer Übungszeit von ca. 20-30 Minuten. Hierbei ist zu beachten, dass, bevor ein Muskel gekräftigt wird, erst eine intensive Dehnung (3*20 Sekunden pro Muskel) erfolgen sollte, um den größtmöglichen Erfolg für die Wirksamkeit der Kräftigung zu erzielen. So wird es dem Muskel während der Kräftigung ermöglicht, sich über die gesamte Länge zu kontrahieren (zusammenzuziehen). Nach dem Kräftigungsprogramm sollte wieder eine kurze Dehnung (2*10 Sekunden pro Muskel) erfolgen, um einer allmählichen Verkürzung des Muskels entgegenzuwirken.

Es ist insgesamt am besten, wenn man erst all die Muskeln gründlich dehnt, die man anschließend kräftigen möchte. So ist ein kontinuierlicher Trainingsverlauf gewährleistet. Außerdem wird die Muskulatur durch die zuerst ausgeführten Dehnungsübungen auf eine günstige Betriebstemperatur gebracht, sodass die notwendigen Stoffwechselvorgänge, wie die

Energiebereitstellung für die Muskelkontraktion, sehr schnell ablaufen können. Ebenfalls empfiehlt es sich, Kräftigungsübungen bei einer Muskelpartie vollständig durchzuführen, bevor man eine andere Muskelpartie kräftigt.

Es werden bis zu 20 Wiederholungen einer Kräftigungsübung durchgeführt, wobei die individuelle Kraft entscheidend ist. Die Mindestwiederholungszahl sollte aber zehn nicht unterschreiten, damit eine Wirkung erzielt wird. Anschließend folgt eine kleine Pause von 10-30 Sekunden. Dann wird derselbe Vorgang erneut durchgeführt. Eine vernünftige Belastung pro Muskelgruppe stellen 3-5 Trainingssätze dar.

Falls man sich danach noch nicht ausreichend belastet fühlt, sollte nach ein bis zwei Minuten Pause noch eine Serie nachgeschaltet werden. Wenn alle gewünschten Muskelkräftigungen absolviert sind, wird ein kurzes Dehnprogramm angeschlossen.

3.2 Komplettes Aquatrainingsprogramm

Ein komplettes Aquatraining berücksichtigt mehrere Körperfaktoren. Es werden hierbei sowohl die Ausdauer-, Dehn- und Kräftigungskomponenten mit einbezogen als auch die Verbesserung des Körpergefühls durch eine nachgeschaltete Entspannung, die auch als Cool down, d. h. langsames Zurückführen des Herz-Kreislauf-Systems in die Ruhelage, fungiert. Der Verlauf eines solchen Trainings unterliegt relativ festen Regeln. Diese Regeln sind einzuhalten, damit der Körper optimal belastet wird und keine gesundheitlichen Schäden auftreten.

Einstimmungsphase

Als Erstes wird eine Einstimmungsphase vorgenommen, um den Körper von der Ruhelage in einen aktiven, belastungsbereiten

Zustand zu bringen. Dies kann mithilfe von ruhigem, wenig belastendem Einschwimmen oder wenig intensiv durchgeführten Bewegungsübungen oder lockerem Gehen im Wasser geschehen. Diese Phase dauert etwa fünf Minuten.

Belastungsphase

Anschließend folgt die Belastungsphase, in der die Ausdauer trainiert wird. Eine 10-15-minütige Belastung, wobei kleine Pausen erlaubt sind, erweist sich als optimal. Aquajogging, intensives Schwimmen im Kraulstil, schnell hintereinander ausgeführte Ganzkörperübungen, wie der Hampelmann oder auch Übungen mit den Beinen (Fahrrad fahren im Wasser), sind optimal. Dabei kann eine Übung für die ganze Zeit ausgewählt werden, es können aber auch die Übungen nach Wunsch zusammengestellt werden. Wichtig ist, dass der Puls konstant bei 120 Schlägen/Minute bleibt, damit die Ausdauerfähigkeit verbessert wird. Die in II.3 angegebene Pulsformel bietet eine gute Richtlinie.

Dehn- und Kräftigungsphase

Die Dehn- und Kräftigungsphase, die nun folgt, wird nach den in III.3.1 genannten Prinzipien durchgeführt: erst die Dehnungen, dann die Kräftigungsübungen. Sie erfüllt den Zweck der Mobilisation und Stärkung des Halte- und Bewegungsapparats des Menschen. Bei den Kräftigungsübungen können dynamische oder statische Übungen gewählt werden.

Dynamische Übungen, die eine hohe Wiederholungszahl haben sollten, verbessern die Kontraktionsfähigkeit (Grad der Verkürzungsfähigkeit) des Muskels und die Fähigkeit, möglichst schnell hohe Widerstände zu überwinden (Schnellkräftigkeit). Außerdem wird die lokale Muskelausdauer verbessert, was bedeutet, dass der so trainierte Muskel nicht so schnell ermüdet.

Wenn nun statische, d. h. gehaltene Übungen ohne Bewegungsausschlag, gewählt werden, um z. B. die Rückenmuskulatur zu stärken, wird die Arbeit des Muskels dahingehend beeinflusst, dass er länger in der Lage ist anzuspannen, ohne zu ermüden. Dies spielt gerade bei der Bauch- und Rückenmuskulatur eine wichtige Rolle. Übungen mit Geräten, wie z. B. mit einem Ball, sind dabei sehr hilfreich.

Eine Anspannung sollte 10-15 Sekunden gehalten werden, dann wird entspannt. Die Übung wird sechsmal wiederholt. 2-3 Trainingssätze sind hier ausreichend.

Die gesamte Phase, unabhängig davon, ob mit statischen oder dynamischen Kräftigungsübungen gearbeitet wird, dauert mindestens zehn, aber höchstens 30 Minuten.

Cool down

Die das Training abschließende Phase wird Entspannungs- oder Cool down-Phase genannt, da der Körper durch die Belastung sehr angestrengt ist und es sehr ungünstig wäre, das Training abrupt zu beenden. Der Kreislauf wird langsam auf das Ruheniveau zurückgeführt. Dazu bieten sich langsames Ausschwimmen, weitere Dehnungs- oder Entspannungsübungen, die im praktischen Teil vorgestellt werden, an. Diese Phase kann in der Dauer flexibel gestaltet werden. Sie sollte aber mindestens fünf Minuten in Anspruch nehmen, damit die Beruhigung des Körpers eintreten kann.

Abschließend muss betont werden, dass man auf keinen Fall frieren sollte. Wenn dies der Fall sein sollte, muss entweder die Aktivität erhöht oder das Training verkürzt werden. Bei der Verkürzung des Aquatrainings muss beachtet werden, dass die Reihenfolge der Phasen bestehen bleibt, um eine optimale Wirkung zu erzielen.

Aquagymnastik als Vorbereitung oder Pausengestaltung

3.3

Aquagymnastik kann ebenfalls sehr gut zur Vorbereitung auf eine sportliche Betätigung, wie z. B. das Schwimmen oder Wasserballspiel, verwendet werden. Dabei ist es günstig, eine kleine Einstimmungsphase, eine Belastungsphase von fünf Minuten und ein zehnminütiges Dehn- und Kräftigungsprogramm, besonders für die zu beanspruchenden Muskeln, zu absolvieren. So passt man sich gut an das Medium Wasser an und nutzt gleichzeitig die positiven Einflüsse des Wassers.

Auch als Pausengestaltung bei einem Schwimmtraining, wie z. B. beim Gesundheitsschwimmen, eignet sich diese Gymnastik. In der Pause ist es am günstigsten, wenn man die besonders stark beanspruchten Muskeln dehnt und anschließend leicht kräftigt. Man sollte 5-6 Wiederholungen einer dynamischen Kräftigung durchführen, um die Muskulatur wieder auf die nachfolgende Belastung einzustellen. Durch die aktive Gestaltung einer Pause werden positive Herz- und Kreislaufanpassungen begünstigt und einseitigen Belastungen entgegengewirkt.

4 Aquagymnastik bei Gewichtsreduktion

Aquagymnastik stellt kein Wundermittel bei Gewichtsreduktion dar. Allein mit Aquagymnastik können keine großen Gewichtsverluste erzielt werden. Eine vom Arzt überwachte Diät ist unumgänglich und die Basis für das Abnehmen. Eine Kombination von Diät und Aquagymnastik ist daher ideal. Durch eine Diät werden Fettdepots abgebaut, durch die Aquagymnastik wird der Körper gestrafft.

Eine reduzierte Nahrungszufuhr bewirkt, dass die Nährstoffverbrennung auf ein niedriges Niveau herabgesenkt wird, da der Körper immer Interesse daran hat, möglichst viel in Reserve zu halten. Bei einem regelmäßigen Training wird der Stoffwechsel allmählich erhöht, da der Organismus ständig Energie braucht. So kommt es zu einer allmählichen Fettverbrennung.

Bei regelmäßiger Aquagymnastik werden Muskeln gestärkt und nehmen an Wachstum zu. Da Muskeln schwerer als Fett sind, kann es geschehen, dass man nach einer Diät und einem Training wenig an Gewicht verliert, aber kleinere Konfektionsgrößen tragen kann.

Das auf Abnehmen ausgerichtete Aquagymnastiktraining sollte vorwiegend mit Ausdauertraining gestaltet werden. Bei einem aeroben Ausdauertraining werden vorwiegend Kohlenhydrate verbrannt. Nach etwa einer halben Stunde Training werden sogar die Fettdepots angegriffen, um den Körper während der Belastung ausreichend mit Energie zu versorgen. Anschließend sollte eine Dehn- und Kräftigungsphase erfolgen, um die Muskulatur zu stärken und den Körper gelenkig zu machen bzw. zu erhalten.

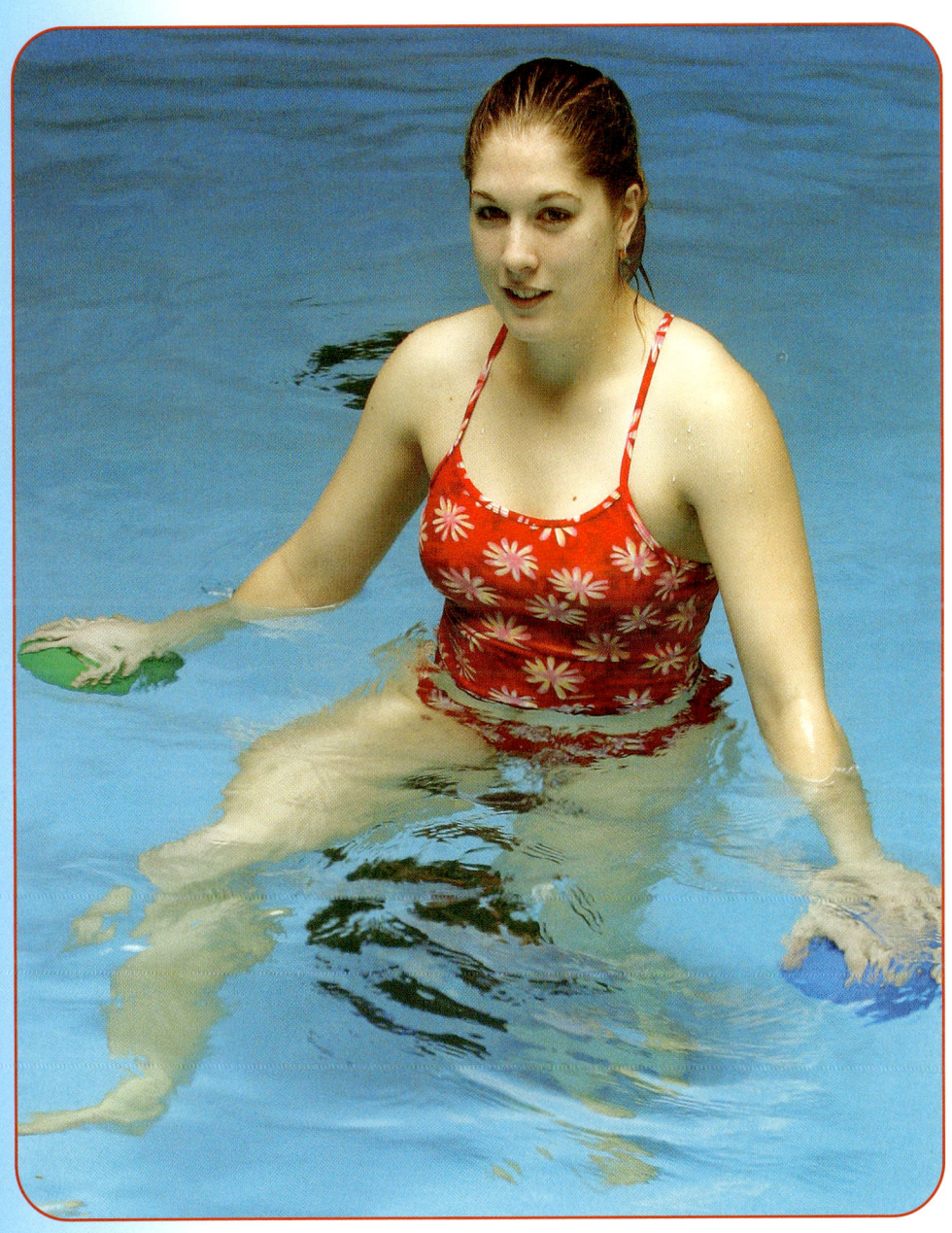

5 Einzel-, Partner- oder Gruppentraining

Aquagymnastik kann einzeln, mit einem Partner oder auch in der Gruppe betrieben werden. Durch die verschiedenen Gestaltungsmöglichkeiten wird das Training abwechslungsreicher und das Gymnastikprogramm wird dadurch reichhaltiger. So ist es möglich, auch einen Partner, die Familie oder die Mannschaft in das Training zu integrieren.

Der Aufbau des Aquatrainings bleibt gleich, wobei die Belastungsphase mithilfe eines Spiels durchgeführt werden kann. Durch ein Spiel wird das Herz-Kreislauf-System optimal belastet, wobei hier noch freudvolle Aspekte hinzukommen. Man kann während der gesamten Belastungsphase spielen oder auch nur einen Teil der Zeit damit gestalten.

Die Entspannungsphase ist mithilfe eines Partners oder auch in der Gruppe sehr variantenreich durchführbar.

Das Üben mit einem Partner oder in der Gruppe steigert häufig die Motivation und die Freude am Üben. Wenn man sieht, dass andere das Training als genauso anstrengend empfinden, ist man nicht so frustriert und hat die Motivation, sich zu steigern.

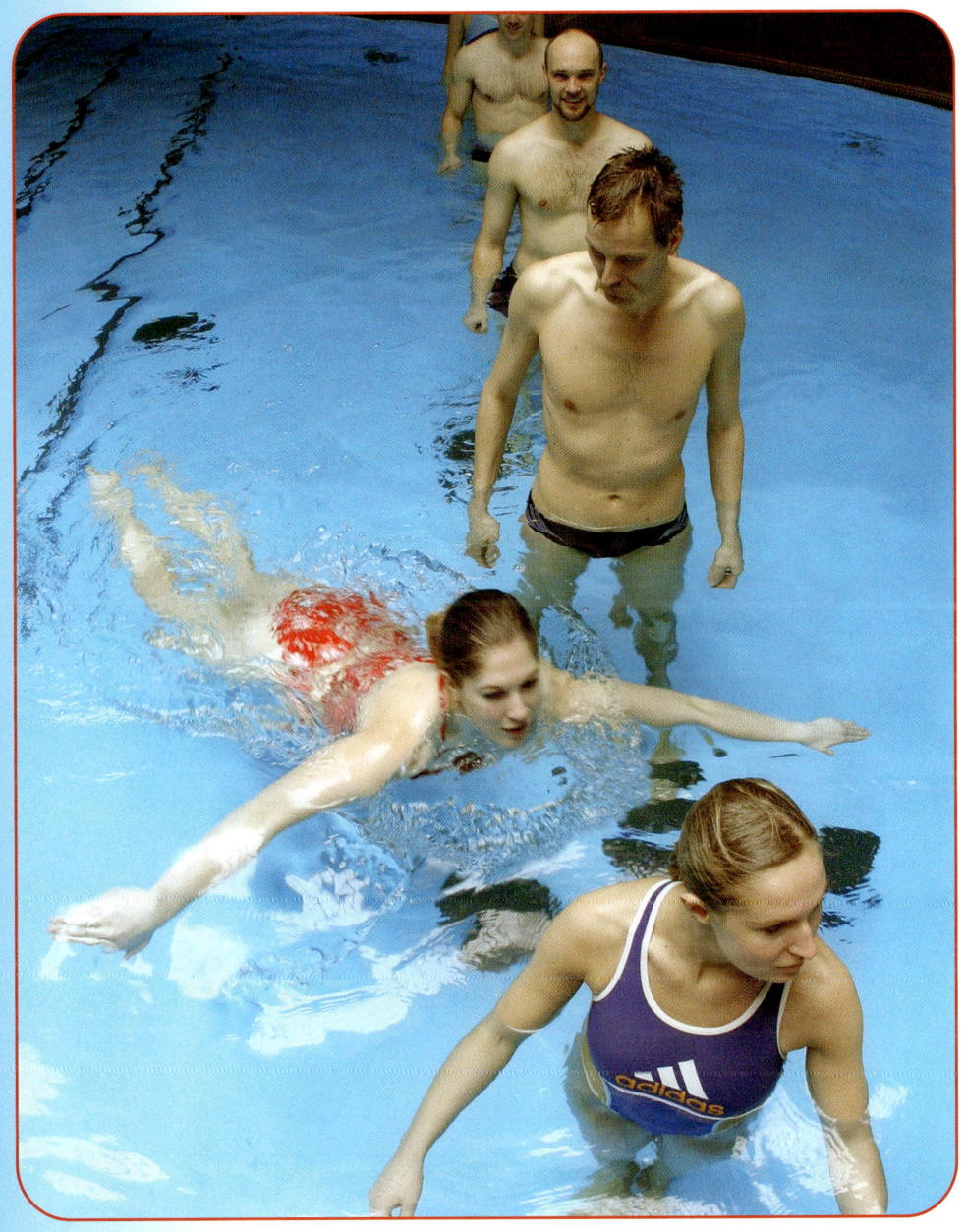

1 Einleitende Vorbemerkungen

Zur Vermeidung von Schäden am Bewegungsapparat sollte die **Intensität** des Trainings erst langsam gesteigert werden. Dies bedeutet, dass die **Anzahl der Wiederholungen** zu Beginn nicht zu hoch sein sollte. Auch die **Geschwindigkeit**, mit der die Übungen im Wasser ausgeführt werden, sollte geringer sein. Von (Trainings-)Woche zu (Trainings-)Woche sollte dann jedoch die Belastung allmählich gesteigert werden.

Wenn Übungen mit dem **Rücken zum Beckenrand** ausgeführt werden sollen, muss erst die Fähigkeit entwickelt werden, die Wirbelsäule fest an die Wand zu drücken und genügend Bauch- und Gesäßmuskelanspannung aufzubauen, damit die empfindliche Wirbelsäule geschützt wird.

Als vorbereitende Übungen zu Beginn des Aquagymnastiktrainings sollte man sich mit dem Rücken zur Wand stellen, die Knie bis ca. 70° beugen und versuchen, die Lendenwirbelsäule fest anzudrücken und das Gesäß anzuspannen. Dabei ist die Vorstellung hilfreich, dass man ein Zwei-Euro-Stück mit den Gesäßmuskeln festhalten möchte. Wenn dies gut gelingt, kann nun hängend geübt werden. Man steht rücklings zur Wand, die Arme liegen auf dem Beckenrand oder greifen zur Stange, die Beine werden an den Bauch gezogen (in 90° Hüft- und Kniebeugung).

Wieder versucht man, den Rücken an die Wand zu pressen und die Gesäßmuskeln zu spannen. Wenn diese Übung keine großen Probleme mehr bereitet, werden die Beine Stück für Stück gestreckt, wobei man jederzeit in der Lage sein muss, die Wirbelsäule zu fixieren. Erst wenn es gelingt, bei kompletter Beinstreckung den Rücken an der Wand zu halten, kann mit Beinbewegungen begonnen werden.

Bei der Angabe *Anzahl der Wiederholungen* wird die **Schreibweise 3*10** gewählt. Die erste Angabe bezieht sich auf die Anzahl der Trainingssätze und die zweite Angabe zeigt die Wiederholungshäufigkeit einer Übung.

In den Beschreibungen der Partnerübungen werden häufig zur besseren Unterscheidung der Partner die **Kennzeichnungen A und B** verwendet.

Die hier vorgestellten Spiele stellen nur Anregungen dar, die Regeln können, entsprechend der Gruppe, durchaus nach Wunsch geändert werden.

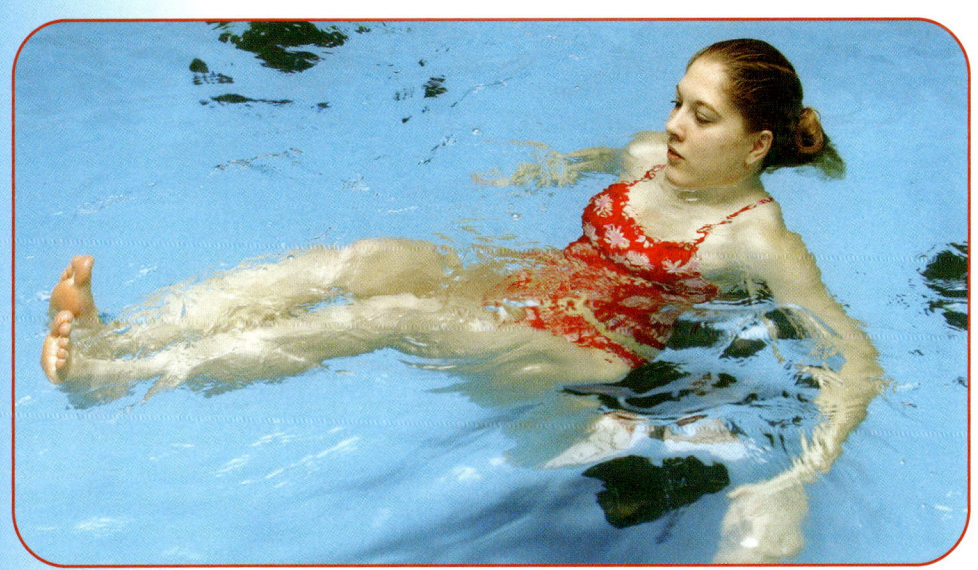

2 Der Fuß

Der Fuß besteht aus einem feinen knöchernen Aufbau, der durch Muskeln und Bänder gehalten wird (vgl. Abb. 5, 6). Auch bei extremen Bedingungen erkennt er die Beschaffenheit des Untergrundes und dämpft Stöße ab. Der Fuß ist über eine doppelte Gewölbekonstruktion aufgebaut. Im Vorfuß befindet sich das Quergewölbe, welches vom Großzehen- bis zum Kleinzehengrundgelenk verläuft. Wenn dieses z. B. durch Tragen von ungünstigem Schuhwerk abflacht, entsteht der Spreizfuß. Hammerzehen und der „Ballen" können die Folge sein.

Das Längsgewölbe, welches in den inneren und äußeren Fußbogen unterteilt wird, befindet sich zwischen dem Vor- und Rückfuß. Es wird von den Mittelfuß- und Fußwurzelknochen gebildet. Auch das Fersen- und Sprungbein ist bei dieser Konstruktion beteiligt. Wenn das Längsgewölbe, z. B. durch Bandinstabilität, aufgehoben wird, besteht häufig eine Knickfußstellung. Der Platt- und Senkfuß ist die Folge.

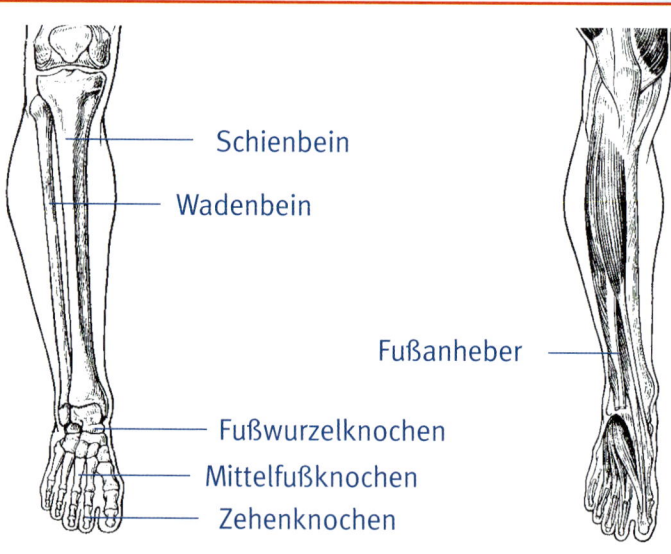

Schienbein

Wadenbein

Fußanheber

Fußwurzelknochen

Mittelfußknochen

Zehenknochen

Abb. 5: Fuß und Unterschenkel von vorne, links Knochen, rechts Muskeln (vgl. Herzog, 1981)

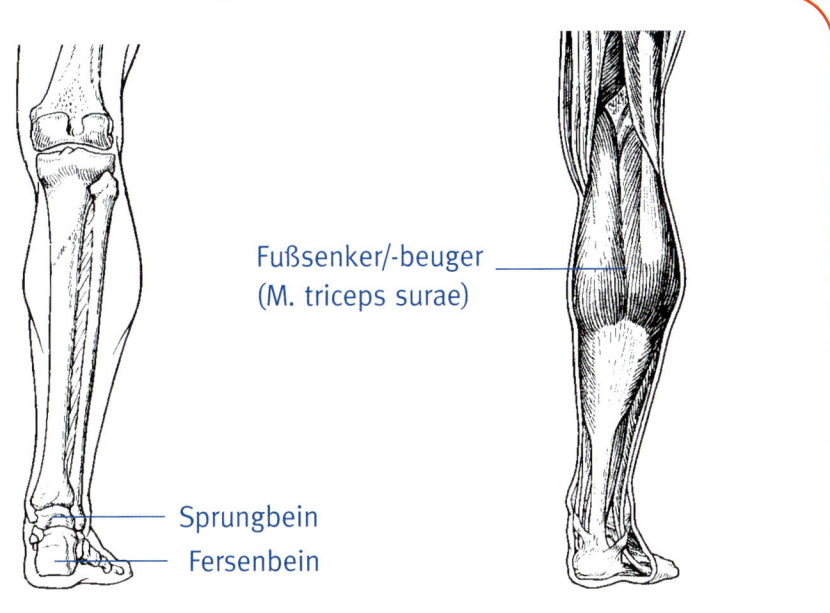

Fußsenker/-beuger (M. triceps surae)

Sprungbein

Fersenbein

Abb. 6: Fuß und Unterschenkel von hinten, links Knochen, rechts Muskeln (vgl. Herzog, 1981)

Der gesamte Fuß besitzt viele kleine Muskeln und Bänder, die sowohl für die Stabilität als auch für die Bewegungen des Fußes zuständig sind.

Die Fußwurzelknochen und das Sprung- und Fersenbein bilden mit den Knöcheln des Waden- und Schienbeins das Sprunggelenk. Dies ermöglicht sowohl die Fußbewegung nach oben und unten (Dorsalextension/Plantarflexion) als auch die seitliche Fußbewegung nach innen und nach außen (Supination/ Pronation). Diese Bewegungen werden über die Arbeit der Unterschenkelmuskulatur geleistet. Die Wade (M. triceps surae) ist für die Fußbeugung zuständig, die vordere Schienbeinmuskulatur zieht den Fuß nach oben und die rechts und links neben dem Schienbein sitzende Muskulatur bewirkt, dass die Fußkanten entweder nach innen oder außen bewegt werden.

2.1 Dehnungsübungen
Übung 1a Wadendehnung im Stand

Beschreibung: Der rechte Fuß wird mit dem Ballen gegen die Wand gestellt, die Ferse bleibt auf dem Boden. Das rechte Bein und das Becken wird so weit Richtung Wand geschoben, bis ein Dehngefühl auftritt.

Wirkungsweise: Dehnung der fußbeugenden Wadenmuskulatur (M. triceps surae).

Fehler: Das Gesäß wird nach hinten herausgeschoben.

Korrektur → Gesäß anspannen und Leiste Richtung Wand schieben.

Dauer: 20 Sekunden.

Anzahl der Wiederholungen: Drei pro Seite.

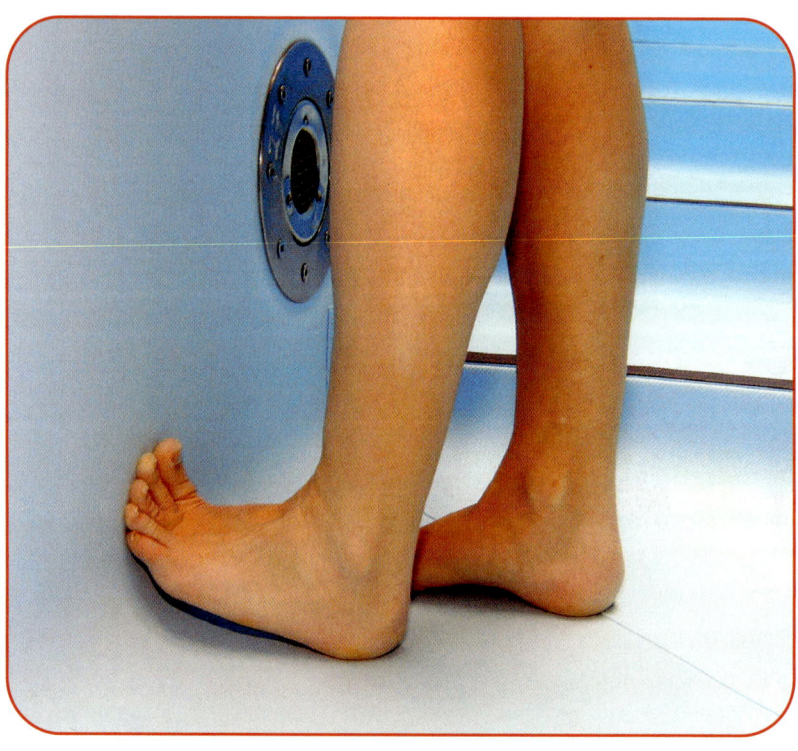

Wadendehnung in der Hocke

Übung 1b

Beschreibung: Man hält sich vorwärts an der Überlaufrinne oder an der Stange fest, die Füße werden an die Wand gestellt, wobei die Beine an den Bauch gezogen werden. Die Füße berühren mit der gesamten Sohle die Wand. Nun zieht man sich mithilfe der Arme immer näher an die Wand, wobei die Kniebeugung immer stärker wird. Wenn man gerade noch die Fersen an der Wand halten kann, ist die maximale Dehnstellung erreicht.

Wirkungsweise: Dehnung der Achillessehne und der unteren Wadenmuskulatur, Mobilisation des Sprunggelenks.

Fehler: Ferse löst sich von der Wand.

Korrektur → Nur so weit heranziehen, dass die Ferse an der Wand bleibt.

Fehler: Die Knie werden nach innen gedreht.

Korrektur → Die Knie werden in der Linie der Füße gehalten.

Dauer: 20 Sekunden.

Anzahl der Wiederholungen: Drei.

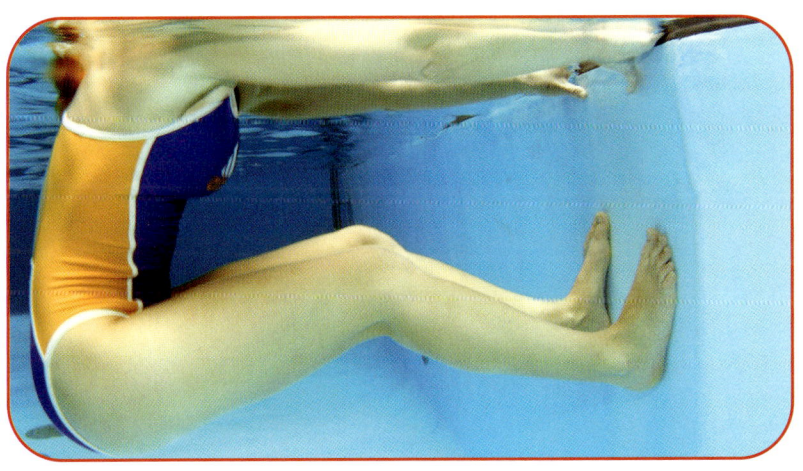

2.2 Übungen alleine ohne Gerät

Übung 2a Robben mit dem Fuß

Beschreibung: Ausgangsstellung ist der freie, aufrechte Stand. Der rechte Fuß wird auf die Ferse gestellt, die Zehen auseinander gespreizt und gestreckt. Nun ergreifen die lang gestreckten Zehen den Boden und ziehen den Fuß ein Stück nach vorn. Dann wieder auf die Ferse stellen und erneut zugreifen. Dabei gibt das Standbein im Kniegelenk etwas nach, damit der rechte Fuß 5-6-mal robben kann. Der Oberkörper bleibt aufrecht.

Für den Rückweg wird der Fuß wieder auf die Ferse gestellt, die Zehen werden stark gebeugt. Die gekrümmten Zehen werden zum Boden geführt. Die Zehen drücken die Ferse zurück, indem sich die Zehen durch Streckung vom Boden nach hinten abdrücken. Dieser Vorgang wird wiederholt, bis der rechte Fuß wieder neben dem linken steht. Dabei wird das linke Knie allmählich gestreckt. Der Ablauf wird mit der anderen Seite wiederholt.

Wirkungsweise: Kräftigung der Fußmuskulatur, die das Längs- und Quergewölbe stützt.

Fehler: Während der Fuß nach vorne robbt, wird der Oberkörper nach vorn gebeugt.

Korrektur → Nachgeben durch Kniebeugung im Standbein.

Fehler: Das Spielbein kann den Boden nicht mehr greifen.

Korrektur → Der Fuß sollte nicht zu weit robben.

Dauer: 5-6-maliges Zugreifen eines Fußes.

Anzahl der Wiederholungen: Fünf pro Seite.

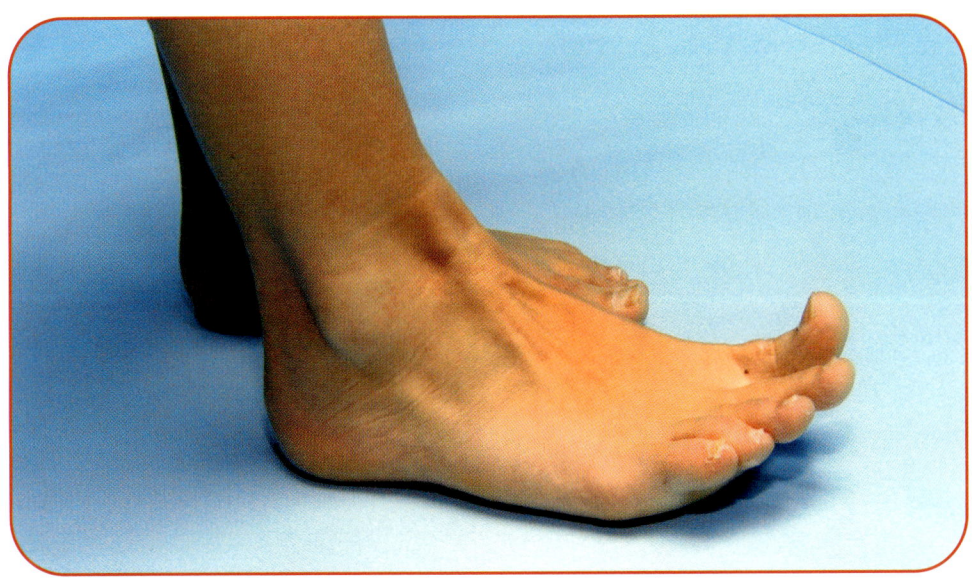

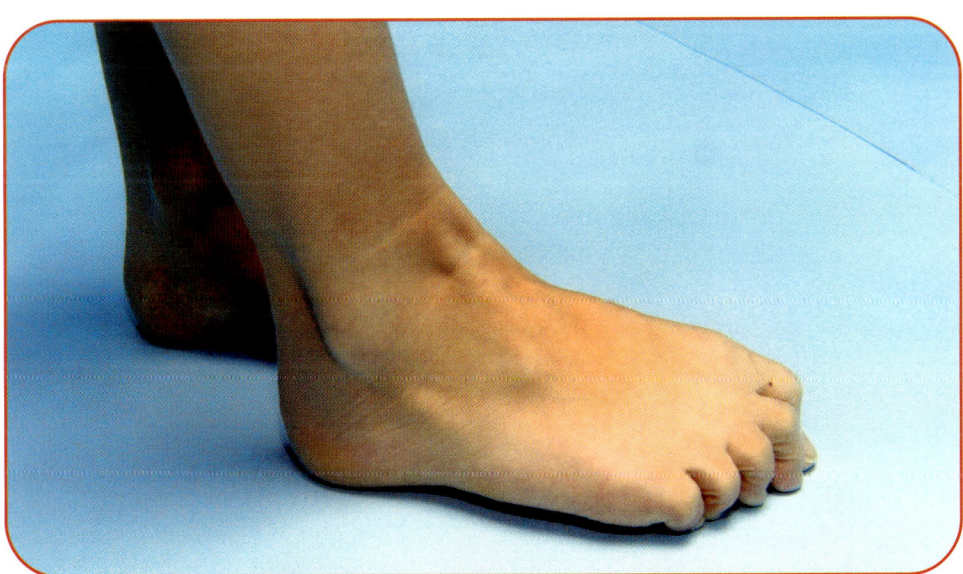

Übung 2b Nähmaschinetreten

Beschreibung: Am Beckenrand sitzend, befinden sich mindestens die Unterschenkel im Wasser. Nun abwechselnd beide Füße hochziehen (Zehen mit hochziehen) und herunterdrücken (Zehen strecken), dabei wird die Bewegung gegengleich ausgeführt. Wenn man die Beweglichkeit der Sprunggelenke verbessern möchte, tritt man langsam. Zur Kräftigung der Muskulatur führt man die Bewegungen schnell aus.

Wirkungsweise: Kräftigung der Fußstrecker und -beuger; Verbesserung des Blutrückflusses von den Beinen zum Herzen.

Fehler: Die Knie bewegen sich mit.

Korrektur → Bewegung findet nur im Sprunggelenk statt.

Anzahl der Wiederholungen: 3*30.

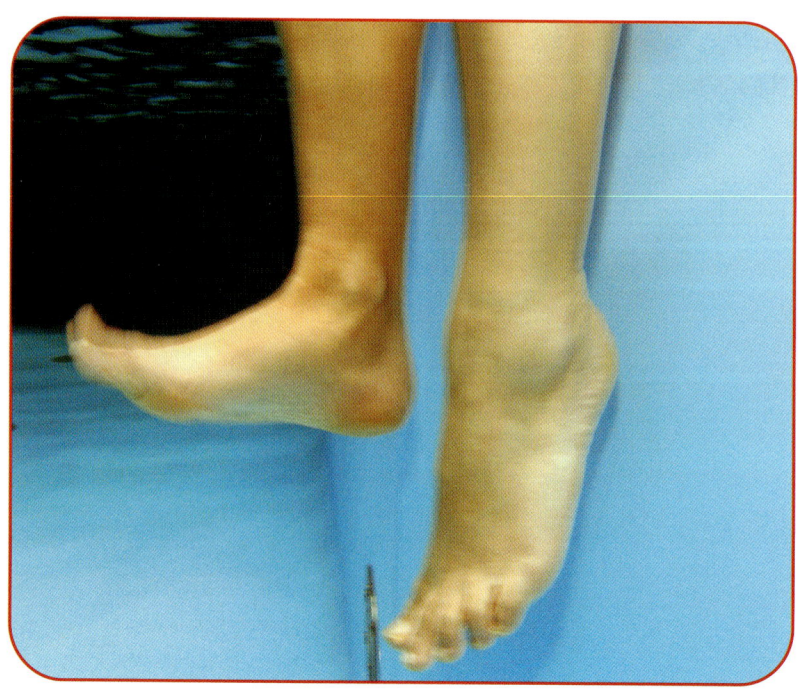

Sprunghüpfer

Beschreibung: Ausgangsstellung ist der freie, aufrechte Stand im Wasser, die Arme hängen locker neben dem Körper. Nun etwa 20-30 cm hochspringen, dabei ziehen die Arme gestreckt kräftig nach hinten. Anschließend abfedernd landen. Durch die Armbewegung bleibt der Oberkörper aufrecht und die Sprungbewegung wird erschwert.

Wirkungsweise: Kräftigung der Fuß- und Wadenmuskulatur.

Fehler: Landung auf dem ganzen Fuß.

Korrektur → Nur auf dem Vorfuß landen.

Anzahl der Wiederholungen: 3*20.

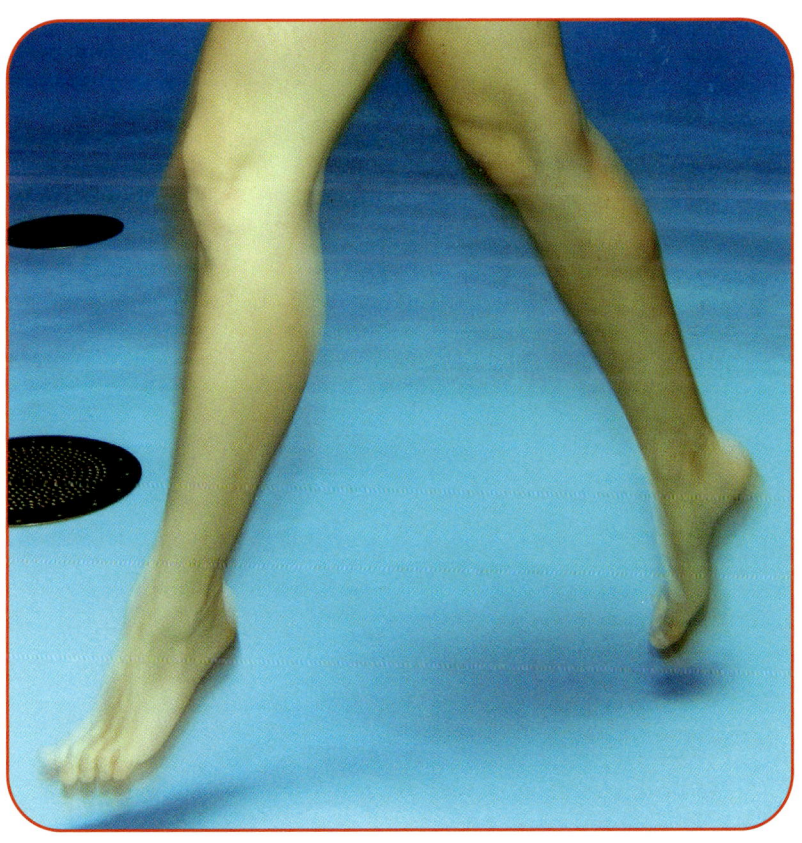

2.3 Übungen alleine mit Gerät

Übung 3a Einen Ball herunterdrücken

Beschreibung: Ausgangsstellung ist der aufrechte Stand. Dabei ist es wählbar, ob man sich bei starker Unsicherheit am Beckenrand festhalten möchte oder frei steht. Nun wird ein Ball oder alternativ ein aufgeblasenes Schwimmflügelchen unter die Füße gelegt. Man soll darauf stehen bleiben und verhindern, dass das Gerät wegrutscht. Man kann es entweder nur mit einem oder auch mit beiden Füßen probieren. Dabei sollte die aufrechte Haltung beibehalten werden.

Wirkungsweise: Kräftigung der Fuß-, Waden- und Beinmuskulatur; Schulung des Gleichgewichts.

Fehler: Der Stand auf dem Ball ist nicht möglich.

Korrektur → Die Knie werden leicht gebeugt, damit man besser mit den Beinen arbeiten kann.

Dauer: 20-30 Sekunden.

Anzahl der Wiederholungen: 3*6.

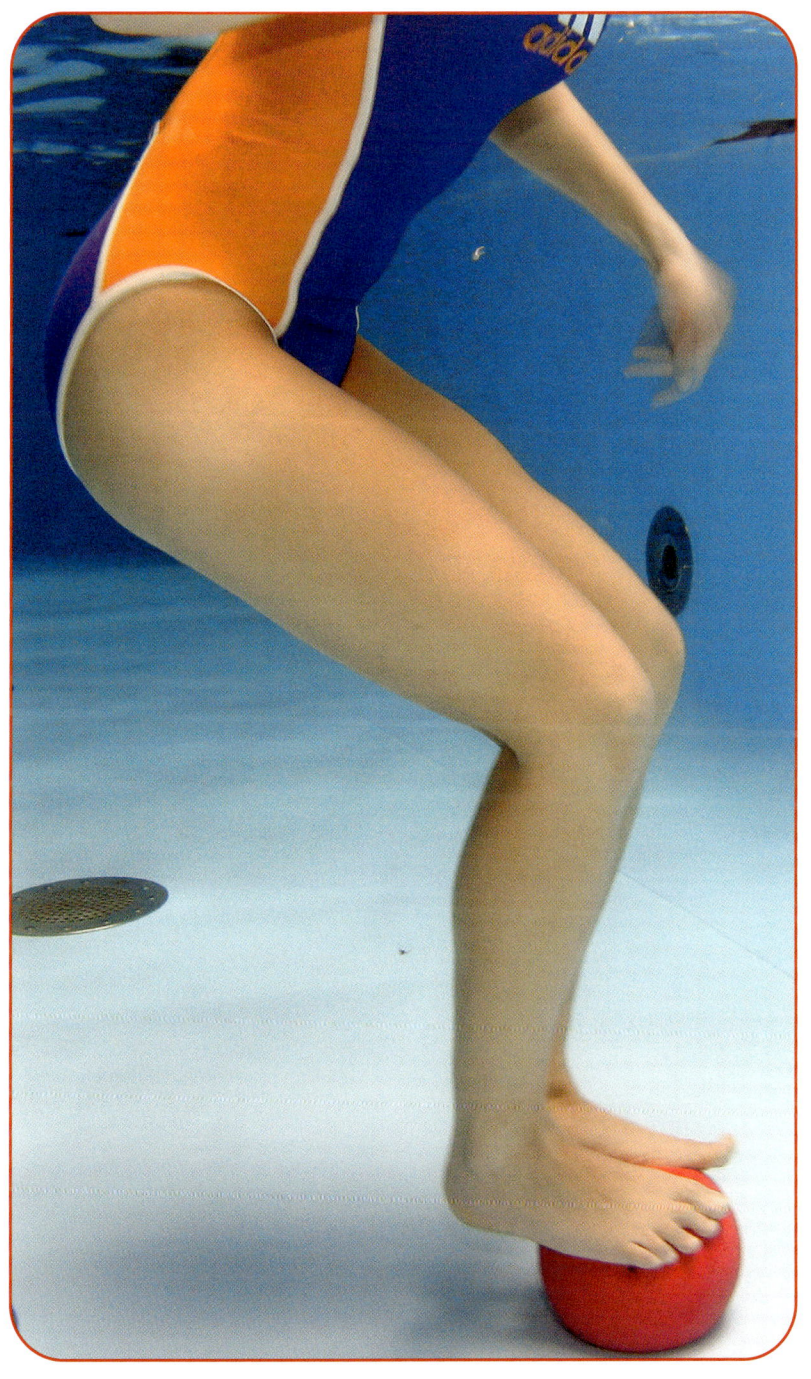

Übung 3b Murmelfischen

Beschreibung: Es werden einige Murmeln, Steine, Waschlappen oder ähnliche Gegenstände auf den Boden des Beckens gelegt. Man greift nun mit dem rechten Fuß eine Murmel oder einen Waschlappen und übergibt sie in die Hand; dann wird das Greifen mit dem linken Fuß wiederholt.

Dabei sollte der Körper aufrecht gehalten werden.

Wirkungsweise: Kräftigung der Fußmuskulatur und Verbesserung der Zehenbeweglichkeit.

Fehler: Die Murmel ist nicht zu greifen.

Korrektur → Größere, kantigere Gegenstände wählen.

Anzahl der Wiederholungen: Pro Seite 10-15.

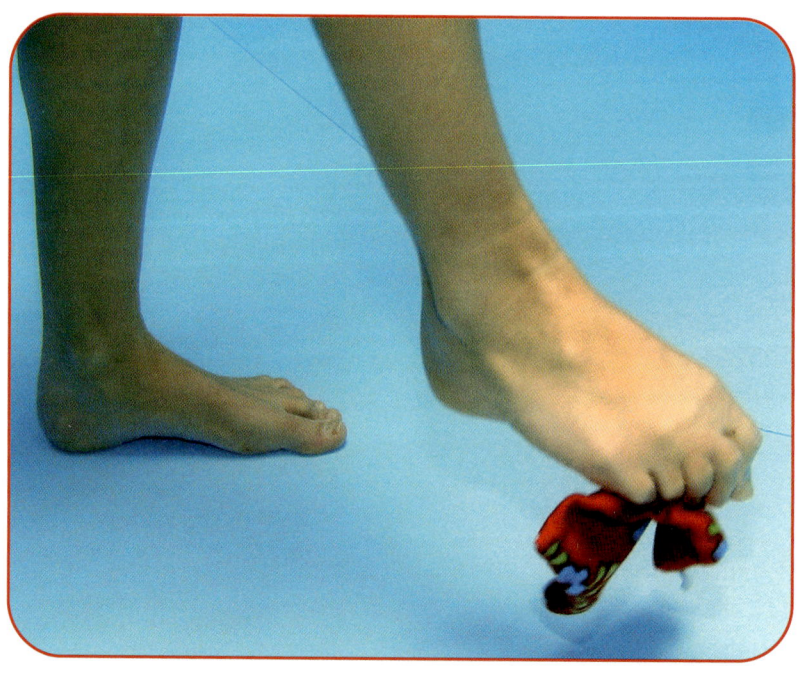

Partnerübung ohne Gerät

Umwerfen

Beschreibung:	Beide Partner (A und B) stehen im Wasser. A steht mit hüftbreiten Beinen, lockeren Knien und leicht nach außen gedrehten Füßen: B versucht nun, durch schnell wechselnde Impulse an Becken, Rücken und Schultern, die abwechselnd nach vorn, seitlich und hinten gerichtet werden, A aus dem Gleichgewicht zu bringen. A muss versuchen, nur über die Fußaktivität aufrecht stehen zu bleiben. Bauch- und Gesäßmuskeln sind dabei angespannt.
Wirkungsweise:	Kräftigung der Fußmuskulatur und Stabilisation des Rumpfs.
Fehler:	A gerät nicht aus dem Gleichgewicht, da die Impulse zu langsam aufeinander folgen und mit zu wenig Kraftaufwand ausgeführt sind.
Korrektur →	Schnell ausgeführte und kurz hintereinander folgende Impulse.
Fehler:	A verspürt Stauchungen in der Wirbelsäule.
Korrektur →	Bauch- und Gesäßmuskeln anspannen.
Dauer:	30-45 Sekunden.

Anzahl der Wiederholungen: 4-5.

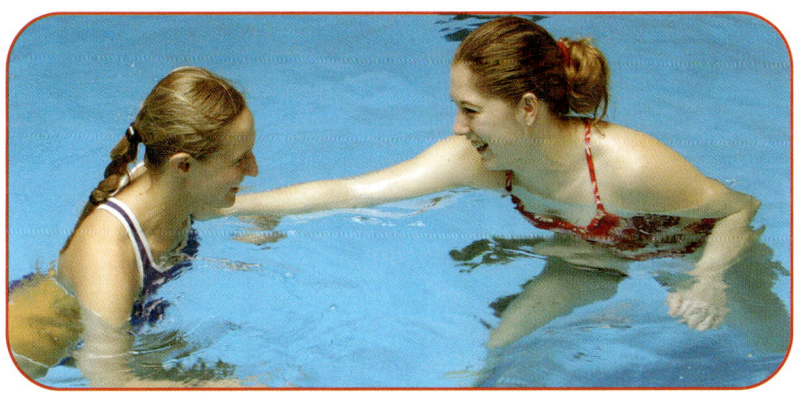

2.5
Übung 5

Partnerübung mit Gerät

Tauziehen

Beschreibung: Die etwa gleich starken Partner stehen sich gegenüber. Zwischen ihnen liegt ein Seil oder ein Reifen. Es versucht jeder der beiden, gleichzeitig mit dem rechten Fuß das Seil oder den Reifen zu ergreifen und zu sich zu ziehen. Dabei soll eine aufrechte Körperhaltung beibehalten werden.

Wirkungsweise: Fuß- und Zehenmuskelkräftigung des Spielbeins und des Standbeins.

Fehler: Der Oberkörper wird nach hinten gelehnt.

Korrektur → Spielbein nicht zu weit vorstrecken.

Fehler: Ein Partner ist wesentlich stärker.

Korrektur → Anpassung der Kraft an den Schwächeren.

Dauer: 20-30 Sekunden.

Anzahl der Wiederholungen: 3*6 pro Seite.

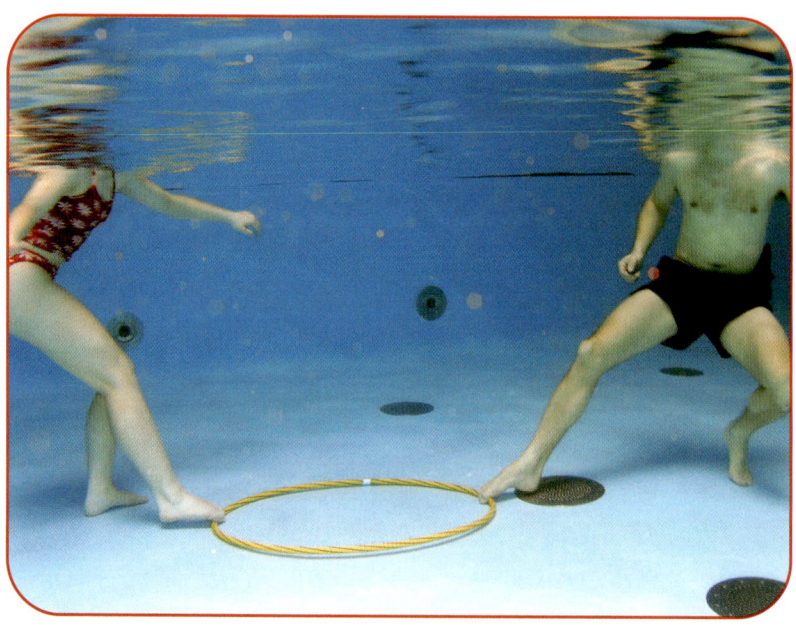

Spiel ohne Gerät

Hopser-Fangen

2.6

Übung 6

Beschreibung: In der Gruppe wird ein Fänger bestimmt. Es dürfen sich alle Spieler nur hopsend vorwärts bewegen, indem sie in die halbe Hocke gehen und aus dem Wassser springen. Mit dieser Fortbewegungsart versucht der Fänger, einen Mitspieler zu fangen und abzuschlagen, der nun ebenfalls zum Fänger wird.

Wirkungsweise: Kräftigung der Fuß- und Beinmuskulatur; Verbesserung der Ausdauer (gute Eignung als Aufwärmform).

Anzahl der Wiederholungen: Beliebig.

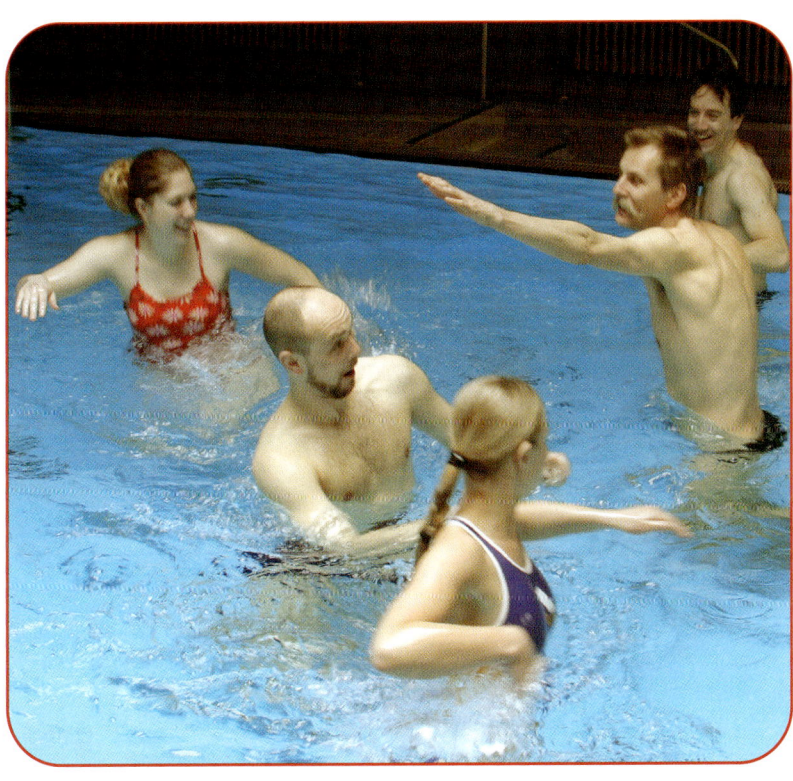

2.7 Spiel mit Gerät
Übung 7 Ballstaffel

Beschreibung: Es werden zwei gleich große Mannschaften gebildet, die jeweils eng hintereinander stehen. Der Erste jeder Riege steht auf einem Gymnastikball. Das Ziel dieses Spiels lautet, den Ball so weiterzugeben, dass jeweils der Hintermann auch auf dem Ball zum Stehen kommt. Der Hintermann versucht, den Ball mit den Füßen zu übernehmen, ohne dass das Gerät wegrutscht. Für die Weitergabe dürfen nur die Füße verwendet werden.

Der Ball wird von Partner zu Partner weitergegeben, bis der letzte Spieler der Reihe ihn hat. Der Erste der Reihe schwimmt an das Ende der Reihe, der Ball wird zum nun neuen ersten Spieler geworfen, der ihn unter die Füße klemmt. Wenn der Ball wegrutscht und es mithilfe der Füße nicht verhindert werden kann, dass er zur Wasseroberfläche springt, muss der Ball zum ersten Spieler der Reihe zurück.

Beendet ist das Spiel, wenn alle Mitglieder einer Mannschaft einmal als Erster in der Reihe standen. Die Riege, die den Durchlauf zuerst beendet, ist Sieger.

Wirkung: Kräftigung der Fuß- und Beinmuskulatur; Verbesserung des Koordinationsvermögens.

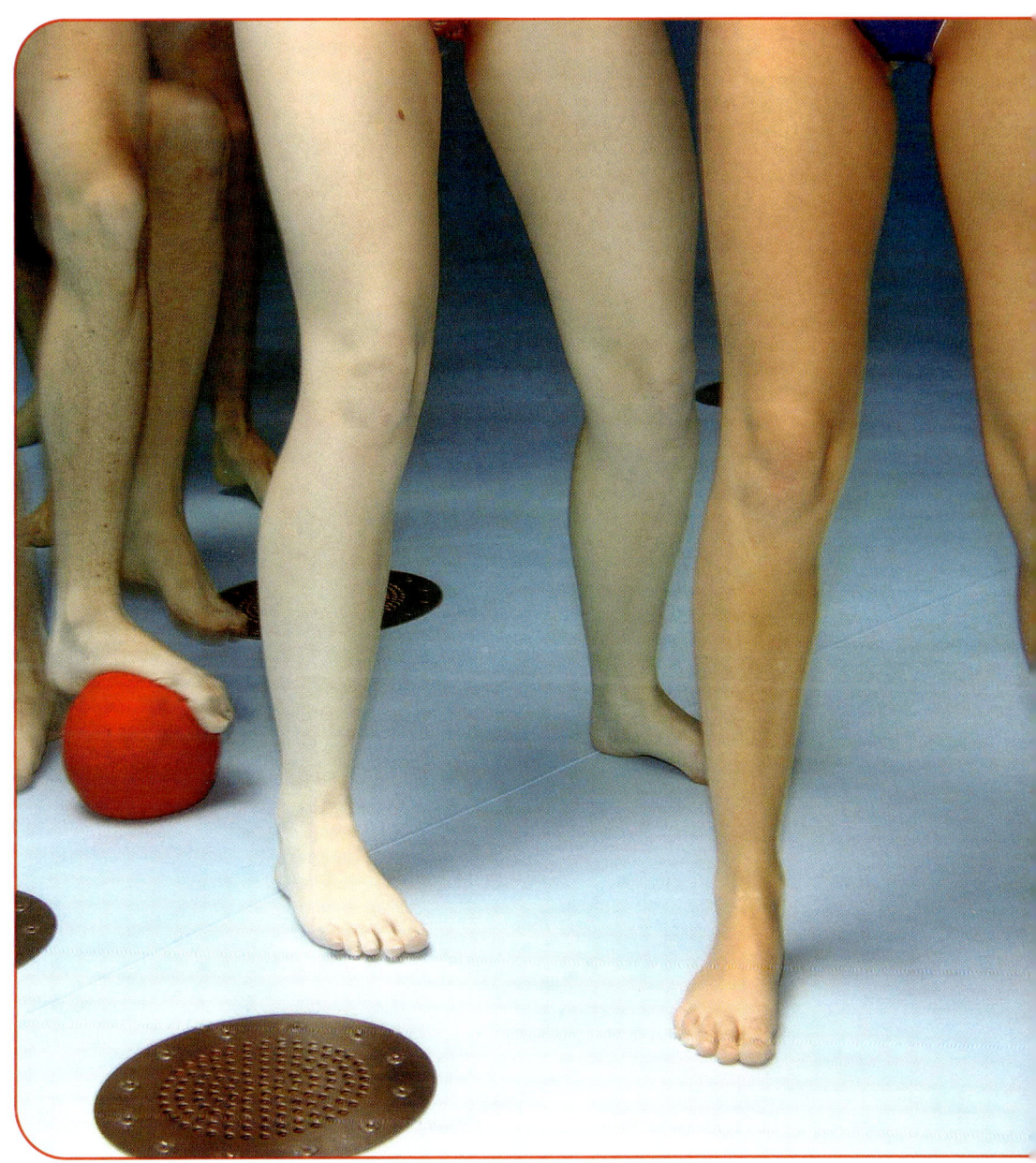

3 Das Knie

Das Knie wird aus dem Schienbein und dem Oberschenkelknochen gebildet (vgl. Abb. 7, 8). Das Schienbein ist oben abgeplattet, damit die beiden Knochenwülste des Oberschenkelknochens darauf rollen können. Um zwischen Schienbein und Oberschenkelknochen besseren Kontakt zu gewährleisten, sitzen auf der Schienbeinplattform zwei Knorpelscheiben, die so genannten *Menisken*. Zur Stabilisierung besitzt das Knie einerseits Bänder, die seitlich über das Knie ziehen (Innen- und Außenband), und andere Bänder, die sich im Kniegelenk befinden. Dies sind die Kreuzbänder.

Das Kniegelenk hat die Fähigkeit der Beugung und Streckung und eine minimale Drehfähigkeit nach innen und außen. Für die aktiven Bewegungsmöglichkeiten werden der an der vorderen Seite des Oberschenkels sitzende vierköpfige Kniestrecker (M. quadriceps) und die Kniebeuger (hauptsächlich die Ischiocruralmuskulatur), welche die hintere Oberschenkelmuskulatur ausmachen, benötigt.

Wenn diese Muskeln zu schwach oder zu verkürzt sind, kann es allmählich zu Kniebeschwerden kommen, da keine optimale Belastung des Knies gewährleistet ist. Auch bei Fehlstellungen des Knies, wie dem X- oder O-Bein, ist eine allmähliche einseitige Abnutzung die Folge.

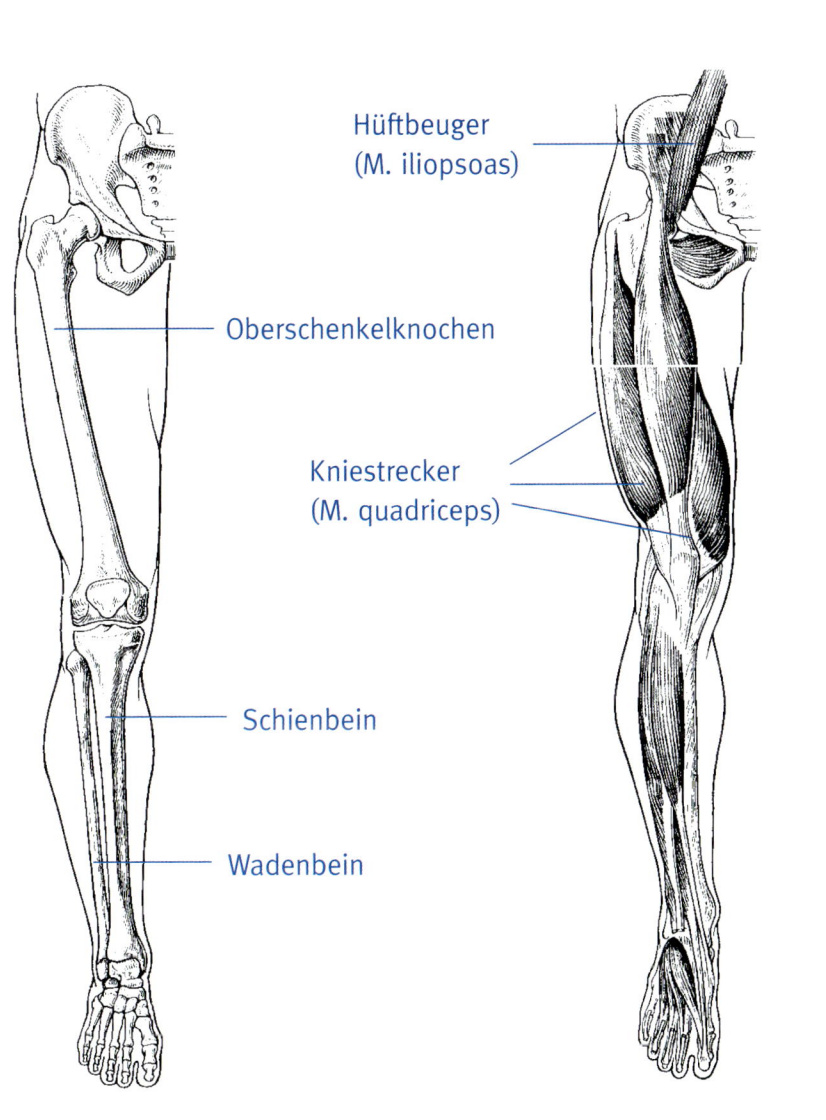

Hüftbeuger
(M. iliopsoas)

Oberschenkelknochen

Kniestrecker
(M. quadriceps)

Schienbein

Wadenbein

Abb. 7: Rechtes Bein von vorne, links Knochen, rechts Muskeln (vgl. Herzog, 1981)

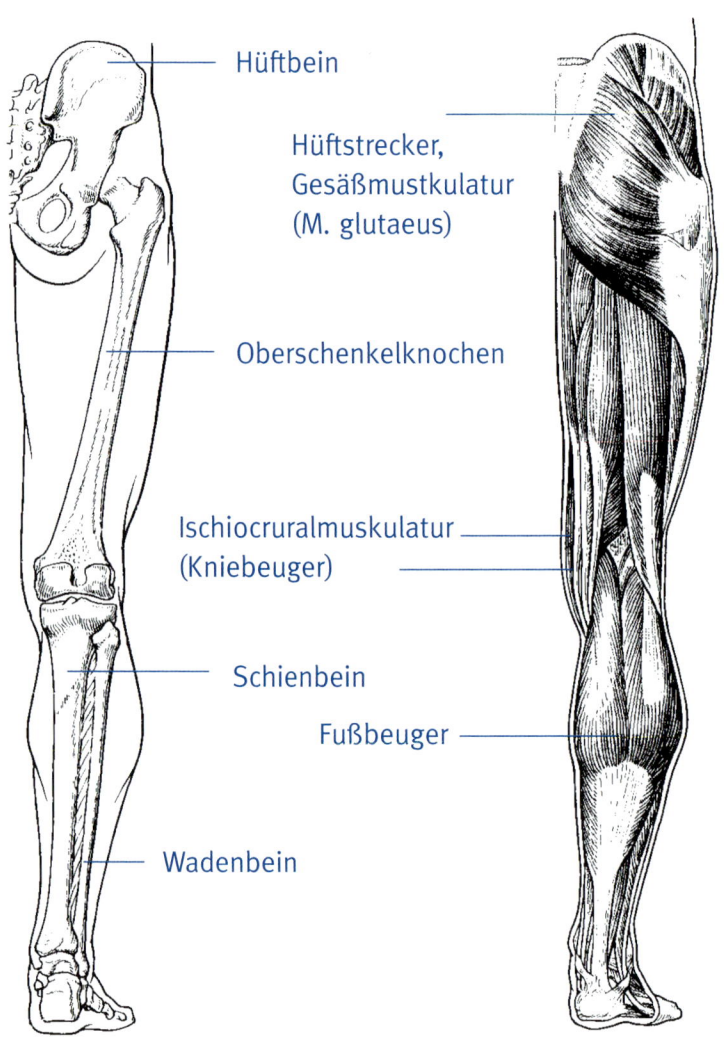

Hüftbein

Hüftstrecker,
Gesäßmustkulatur
(M. glutaeus)

Oberschenkelknochen

Ischiocruralmuskulatur
(Kniebeuger)

Schienbein

Fußbeuger

Wadenbein

Abb. 8: Rechtes Bein von hinten, links Knochen, rechts Muskeln
(vgl. Herzog, 1981)

Dehnungsübungen

Dehnung der vorderen Oberschenkelmuskulatur

3.1
Übung 8a

Beschreibung: Ausgangsstellung ist der seitliche, aufrechte Stand zur Wand. Die linke Hand hält sich am Beckenrand fest. Nun wird der rechte Unterschenkel nach hinten hochgezogen, die rechte Hand umfasst das Sprunggelenk. Der Fuß wird mithilfe der Hand Richtung Gesäß gezogen, bis ein Dehngefühl spürbar wird. Der Oberschenkel des rechten Beins bleibt parallel zum Standbein. Um ein Hohlkreuz zu vermeiden, werden die Bauch- und Gesäßmuskeln fest angespannt. Falls man ein Sprunggelenk nicht greifen kann, ist ein Seil hilfreich, wobei eine Schlaufe um das linke Sprunggelenk gelegt wird und die Seilenden über die rechte Schulter geführt werden. Die rechte Hand ergreift das Seil und zieht damit den Fuß in Richtung Gesäß.

Wirkungsweise: Dehnung der Kniestrecker (M. quadriceps) und Hüftbeuger (M. iliopsoas).

Fehler: Kein Dehngefühl in der Oberschenkelvorderseite.

Korrektur → Fuß stärker zum Gesäß ziehen, Gesäß fest anspannen, auf enge, parallele Oberschenkelhaltung achten.

Fehler: Die Hüfte der dehnenden Seite dreht nach hinten.

Korrektur → Becken wird genau im rechten Winkel zur Wand gehalten.

Dauer: 20 Sekunden.

Anzahl der Wiederholungen: Pro Seite Drei.

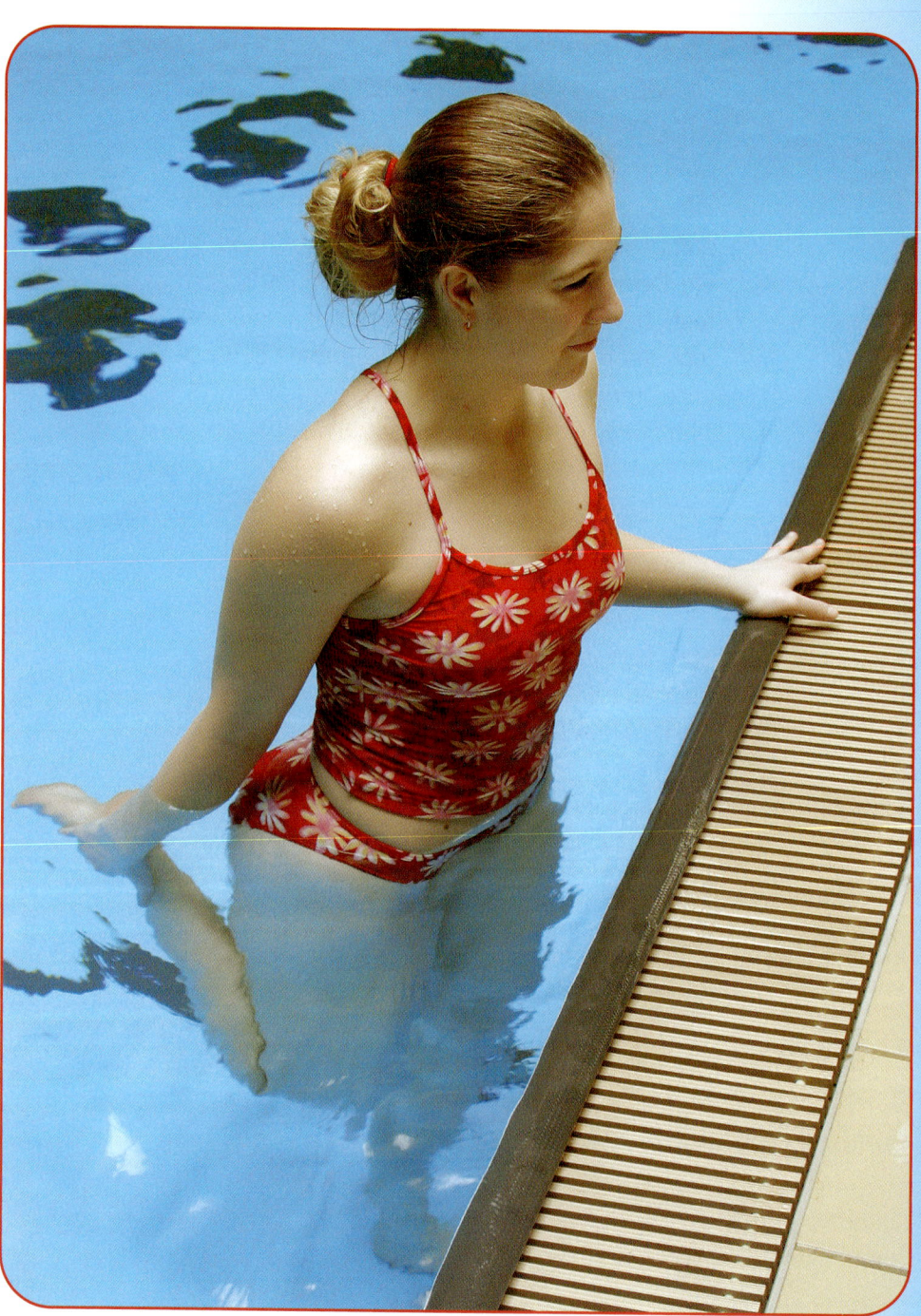

Dehnung der hinteren Oberschenkelmuskulatur **Übung 8b**

Beschreibung: Ausgangsstellung ist der Stand frontal zur Wand gerichtet, die Hände halten sich am Überlaufrand oder an der Stange fest. Die Beine werden in Hockstellung an die Wand gestellt. Nun streckt man allmählich die Knie, bis ein Dehngefühl auftritt, die Hände halten sich fest. Der Blick wird zu den Händen gerichtet, um einen runden Rücken zu vermeiden. Zur Entspannung zurück in die Hockstellung.

Wirkungsweise: Dehnung der Kniebeuger (Ischiocruralmuskulatur) und der Wadenmuskulatur.

Fehler: Kein Dehngefühl.

Korrektur → Den Oberkörper mithilfe der Hände stärker in die Vorlage ziehen.

Fehler: Fersen lösen sich von der Wand.

Korrektur → Fußsohle verbleibt komplett an der Wand.

Dauer: 20 Sekunden.

Anzahl der Wiederholungen: Drei.

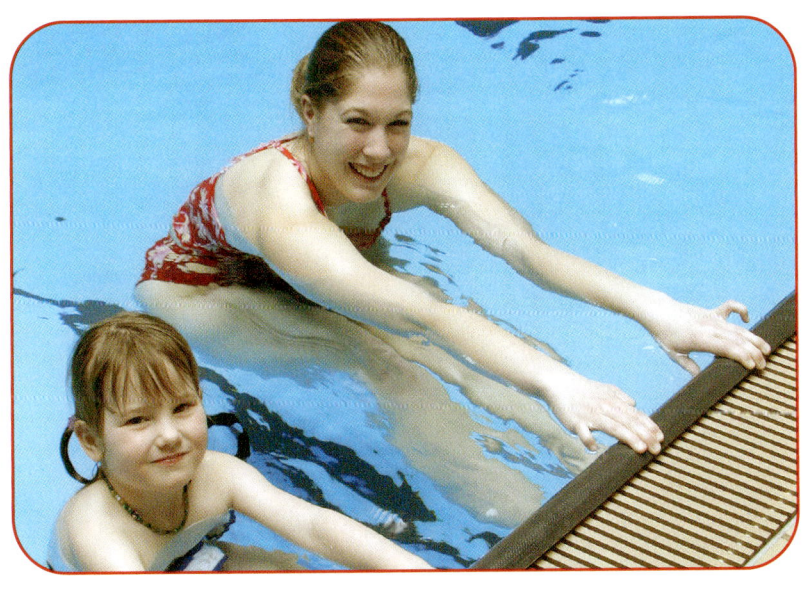

3.2 Übung 9a

Übungen alleine ohne Gerät

Kicks

Beschreibung: Ausgangsstellung ist der aufrechte Stand, wobei man sich auch am Beckenrand festhalten kann. Die Füße sind leicht nach außen gedreht.
Der rechte Fuß wird mit leichter Kniebeugung abgehoben. Nun streckt man sehr schnell das Knie, der Fuß bleibt dabei locker. Anschließend wird das Knie wieder rasch angebeugt. Die Hüfte bleibt während der „Kicks" immer leicht angebeugt (ca. 40°).

Wirkungsweise: Kräftigung der kniestreckenden und -beugenden Muskulatur.

Fehler: Das Knie wird nach innen gedreht.

Korrektur → Ferse nach innen und Knie nach außen drehen.

Anzahl der Wiederholungen: Pro Seite 3*20.

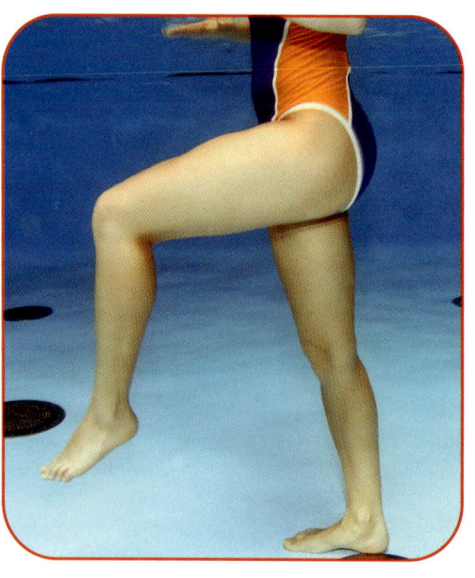 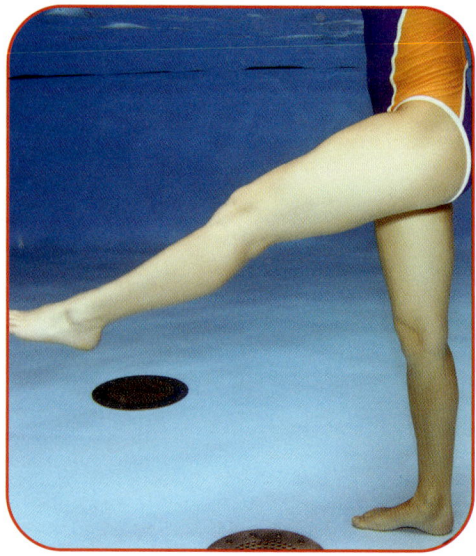

Stechschritt

Übung 9b

Beschreibung: Man trägt als Auftriebskörper eine Schwimm-weste oder einen Schwimmreifen um die Tail-le, damit man im Wasser schweben kann. Nun werden die Beine gegengleich mehrmals ge-streckt vor- und zurückbewegt. Die Arme stabi-lisieren dabei den Oberkörper.
Zur größeren konditionellen Belastung werden die Arme gegengleich mitbewegt.

Wirkungsweise: Kräftigung der Kniestrecker, Hüftbeuger und -strecker, Verbesserung der Ausdauer.

Fehler: Stauchung in der Wirbelsäule.

Korrektur → Während des Zurückführens die Beine nicht zu weit nach hinten strecken.

Dauer: 30-45 Sekunden (bei Ausdauertraining mindes-tens drei Minuten).

Anzahl der Wiederholungen: 3*5.

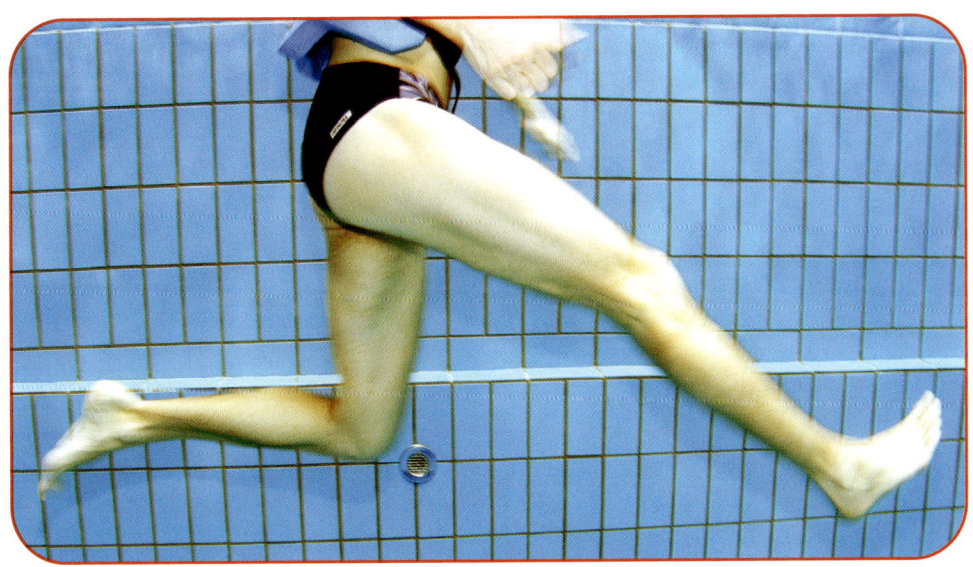

Übung 9c   Wellenschlagen

Beschreibung: Man liegt in Rückenlage auf dem Wasser, dabei kann man sich am Beckenrand festhalten. Nun versetzt man das Wasser in starke Wellenbewegungen, indem man mit den Unterschenkeln kräftig und wechselseitig auf- und abschlägt.

Wirkungsweise: Kräftigung der kniestreckenden und -beugenden Muskulatur, ebenfalls der Bauch- und Gesäßmuskulatur.

Fehler: Man sitzt im Wasser.

Korrektur → Hüfte soll gestreckt bleiben, man liegt flach auf dem Wasser.

Fehler: Knie drehen nach innen.

Korrektur → Knie nach außen drehen.

Dauer: 30-45 Sekunden.

Anzahl der Wiederholungen: 3*5.

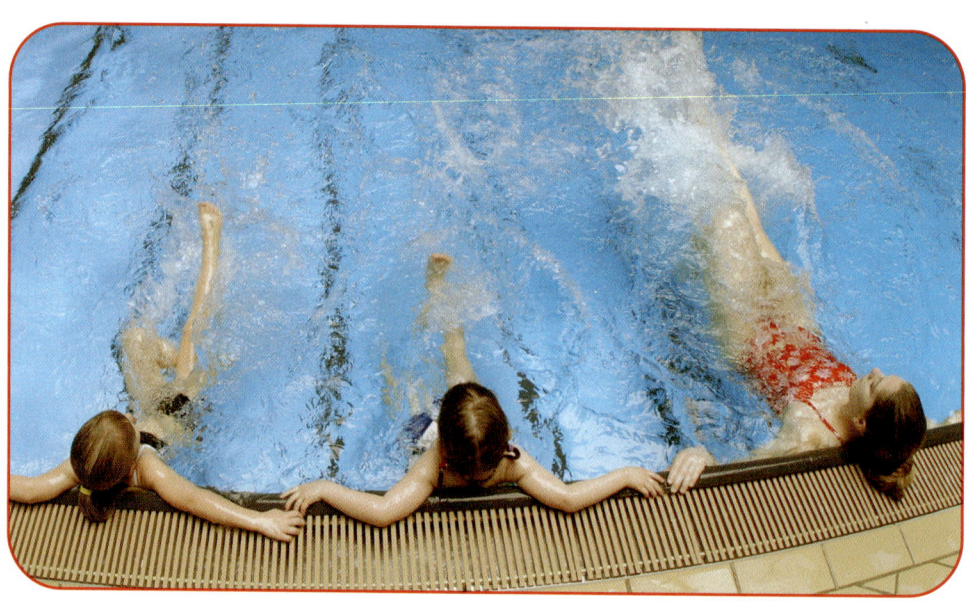

Übungen alleine mit Gerät

Balance

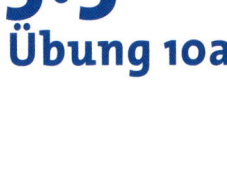

Beschreibung: Im Wasser sollte man keinen Bodenkontakt haben. Dies erreicht man über das Tragen einer Schwimmweste oder eines Schwimmreifens oder auch im Schwimmerbecken.

Man stellt sich auf ein Schwimmbrett und drückt es mithilfe der Füße unter Wasser. Ziel ist es, auf dem Brett stehen zu bleiben und zu balancieren. Die Knie sind dabei leicht gebeugt, damit man besser die Schwankungen ausgleichen kann. Das Gesäß wird nicht herausgestreckt.

Wirkungsweise: Kräftigung der knieumgebenden Muskulatur; Verbesserung des Gleichgewichtsvermögens und der Koordination.

Fehler: Das Brett wird mit der Schmalseite in das Wasser eingeführt.

Korrektur → Das Brett soll flachliegend heruntergedrückt werden.

Dauer: 30-40 Sekunden.

Anzahl der Wiederholungen: 4-5.

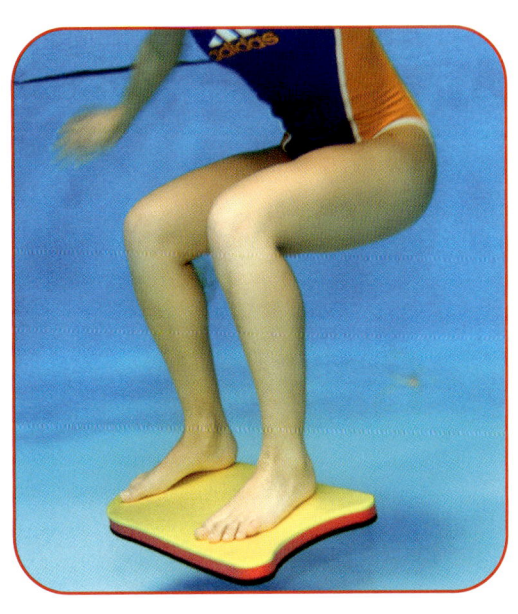

Übung 10b   Ballpresse

Beschreibung: Es wird ein Gymnastikball zwischen die Knöchel geklemmt. Man liegt auf dem Rücken im Wasser, wobei man sich am Beckenrand festhalten kann. Der Körper liegt ganz gestreckt. Nun die Knie rasch beugen und langsam wieder strecken, dabei den Ball nicht loslassen.

Wirkungsweise: Kräftigung der Kniebeuger und des innenseitigen Kniestreckeranteils; Bauchmuskeltraining.

Fehler: Während des Zusammendrückens des Balls drehen die Knie nach innen.

Korrektur → Den Ball mehr mit den Fersen zusammendrücken.

Fehler: Während der Bewegungen entsteht ein Hohlkreuz.

Korrektur → Bauch- und Gesäßmuskeln fest anspannen.

Anzahl der Wiederholungen: 3*20.

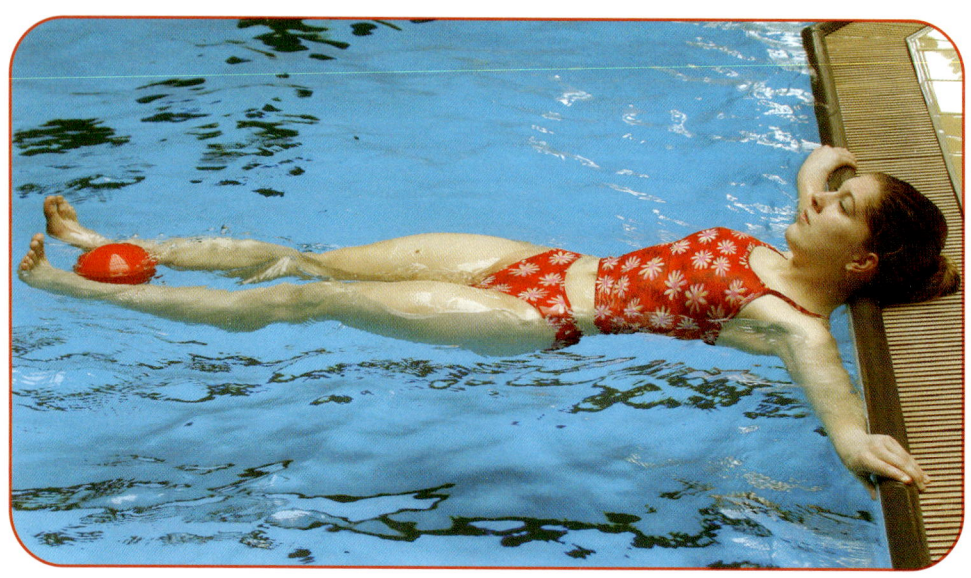

Partnerübung ohne Gerät

3·4

Beinpresse

Beschreibung: Die Partner liegen sich gegenüber. Dies gelingt am besten, wenn man in einer Ecke des Schwimmbeckens übt, da so beide die Möglichkeit haben, sich festzuhalten. Der Abstand der Partner voneinander muss so gewählt werden, dass, wenn die Füße der Partner in gestreckter Rückenlage leicht auseinander gedreht gegeneinander gestellt werden, A seine Knie und Hüften gebeugt und B seine Beine gestreckt halten kann. Falls es zu schwer fällt, flach auf dem Wasser zu liegen, kann man eine Schwimmweste oder einen Schwimmgürtel als zusätzlichen Auftriebskörper verwenden.

Nun wird die Stellung wechselweise geändert, indem A seine Beine streckt und B die Beine anbeugt. Dies kann ohne oder mit Widerstand geschehen, abhängig davon, ob man eher mobilisieren oder kräftigen will. Dies bedeutet, dass der Partner, der die Beine anbeugt, sich dagegen wehrt und dagegen arbeitet, aber gerade nur so stark, dass der andere noch die Chance hat, seine Beine zu strecken.

Wirkungsweise: Verbesserung der Beweglichkeit der Knie und Hüftgelenke; Kräftigung der Kniestrecker und der Gesäßmuskulatur.

Fehler: Wegdrehen von der Wand.

Korrektur → Weniger Widerstand entgegensetzen.

Fehler: Druckschmerz in den Kniegelenken.

Korrektur → Knie nach außen drehen.

Anzahl der Wiederholungen: 3*20.

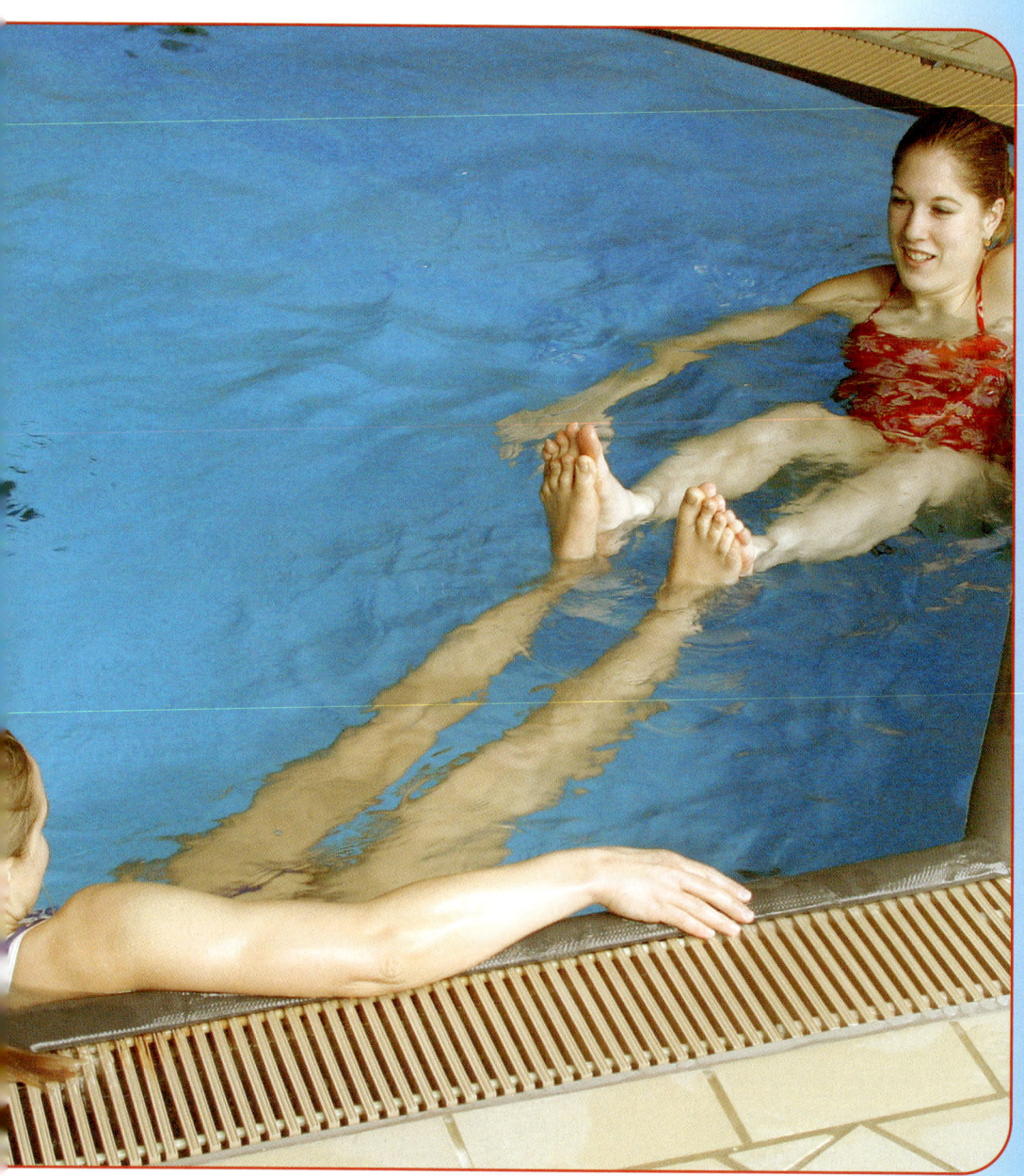

Partnerübung mit Gerät

Einbeinlauf

Beschreibung: Die Partner stehen seitlich nebeneinander, die Arme werden einander auf die Schultern gelegt. Der rechte Unterschenkel von A und der linke von B werden nach hinten gebeugt und in die Kniekehlen als Verbindung ein Stab gelegt, der nun festgeklemmt werden muss. Jetzt soll gemeinsam das Schwimmbecken durchquert werden, dabei kann die Art des Fortbewegens frei gewählt werden. Man kann die Strecke hüpfend oder gehend zurücklegen, dabei ist die Absprache mit dem Partner wichtig. Auf dem Rückweg die Seiten wechseln.

Wirkungsweise: Kräftigung der knieumgebenden Muskeln und der Wadenmuskulatur; durch die Haltearbeit des stabfixierenden Beins erfolgt eine Kräftigung der Kniebeuger.

Fehler: Knie und Füße des belasteten Beins drehen nach innen.

Korrektur → Leichte Außendrehung der Füße und Knie.

Anzahl der Wiederholungen: 4-5.

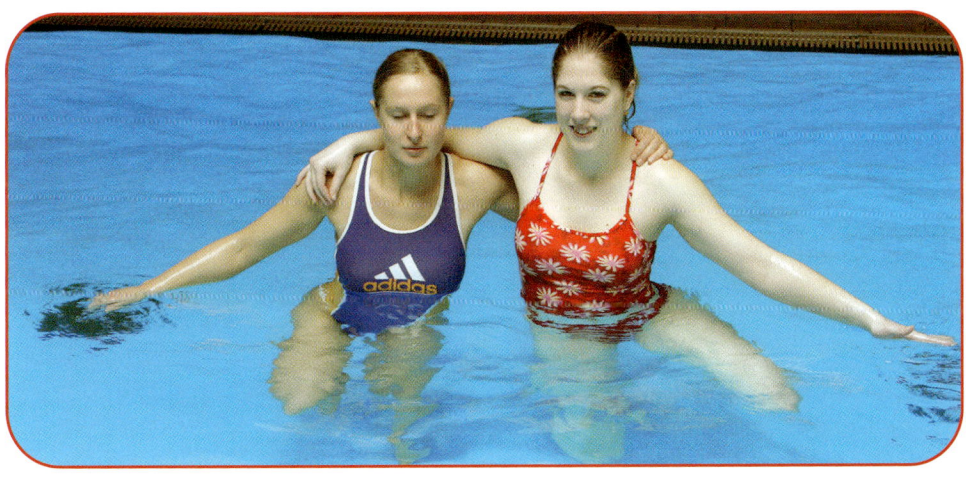

3.6 Spiel ohne Gerät
Übung 13 · Wasserschlange

Beschreibung: Die Mitglieder der Gruppe stehen hintereinander und legen jeweils die Hände auf die Schultern des Vordermanns. Nun gehen alle in die halbe Kniebeuge. Nur in dieser Stellung darf sich fortbewegt werden.

Der Kopf der Schlange versucht, das Ende der Schlange zu fangen, das diesem Schicksal durch Ausweichen entgehen will. Wenn nun der Kopf den Schwanz erwischt hat, schwimmt der ehemalige Kopf zum Ende und das Spiel beginnt erneut.

Wirkungsweise: Kräftigung der Kniestrecker und der Gesäßmuskulatur.

Fehler: Einige Teilnehmer laufen aufrecht.

Korrektur → Zurück in die halbe Kniebeuge.

Fehler: Knie werden während der halben Kniebeuge nach innen gedreht.

Korrektur → Füße und Knie nach außen drehen.

Anzahl der Wiederholungen: Beliebig.

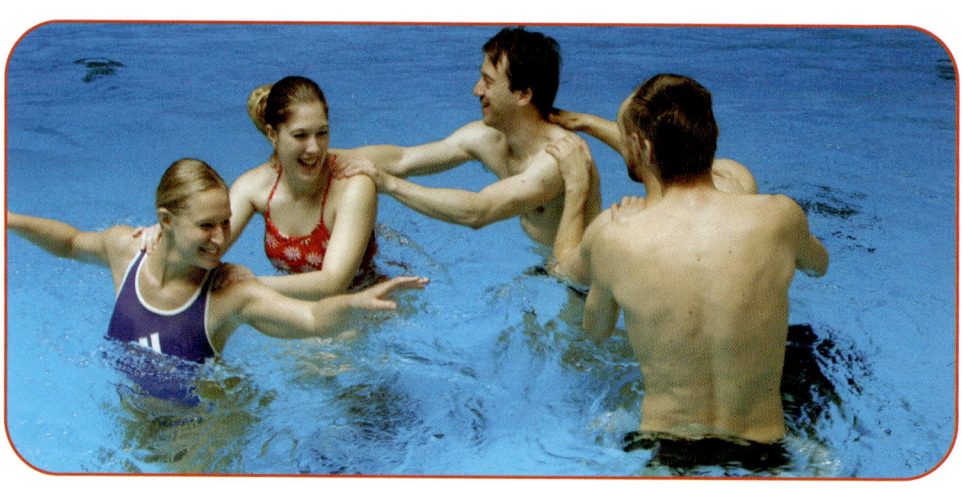

Spiel mit Gerät

Balltreiben

3·7
Übung 14

Beschreibung: Es werden zwei gleich starke Mannschaften gebildet, das Schwimmbecken quer in zwei Hälften geteilt. In jeder Hälfte befinden sich Bälle in beliebiger Anzahl, wobei aber mindestens die Hälfte der Mitspieler pro Feld einen Ball bekommen können muss.
Die Spieler liegen auf dem Rücken und versuchen nun, durch heftiges Beinstrampeln die Bälle ins gegnerische Feld zu treiben. Das Ziel ist es, das eigene Feld ballfrei zu bekommen. Gewonnen hat die Mannschaft, die als Erste keinen Ball mehr im Feld hat.

Wirkungsweise: Kräftigung der kniestreckenden und -beugenden Muskulatur; Verbesserung der Ausdauer; gute Eignung als Aufwärmspiel.

Fehler: Erschöpfung droht.

Korrektur → In den Stand aufrichten und erholen.

Dauer: Das Spiel kann bei Ermüdung auch vorher abgebrochen werden!

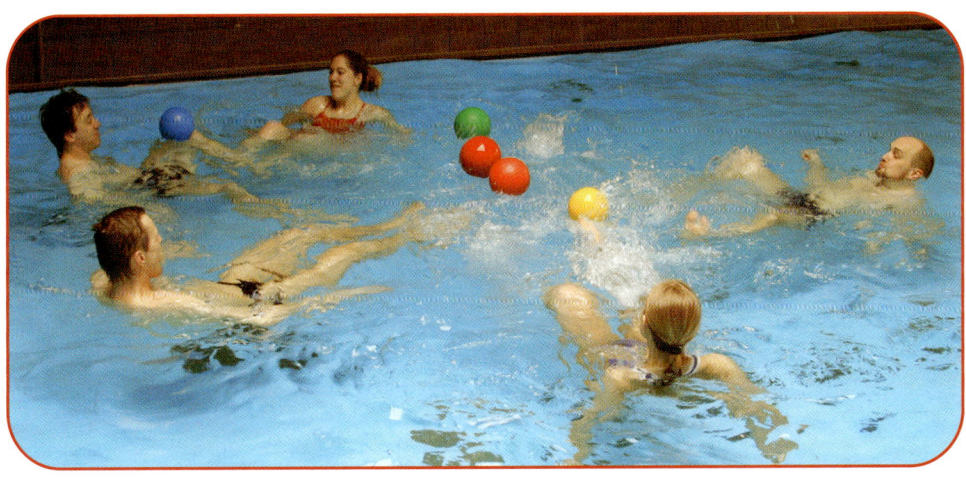

4 Die Hüfte

Das Hüftgelenk wird aus dem oberen Teil des Oberschenkel-knochens, dem Hüftkopf, und einem Teil des Beckens, dem Hüftbein, gebildet (vgl. Abb. 9. 10). Im Hüftbein befindet sich eine Gelenkpfanne, die wie ein Hut den Hüftkopf umfasst.

Das Gelenk wird über Bänder und Muskeln sehr stabil ge-halten. Die Bänder in der Hüfte besitzen teilweise nur Er-nährungsfunktion für den Hüftkopf, die Muskulatur ist für die Sicherung des Gelenks zuständig.

Im Hüftgelenk sind zahlreiche Bewegungen möglich: Beugung (Flexion), Streckung (Extension), Abspreizung (Abduktion), An-spreizung (Adduktion), Außendrehung (Außenrotation) und Innen-drehung (Innenrotation) des Beins. Die Bewegungen können ein-zeln oder kombiniert ausgeführt werden (z. B. Beugung-Abspreiz-ung-Innendrehung). Diese Fähigkeiten des Hüftgelenks sind be-deutsam für Alltagsbewegungen, wie das Gehen, da während des normalen Gehens immer wechselweise verschiedene Kombinatio-nen der Bewegungsrichtungen verrichtet werden.

Die Muskeln, die eng um die Hüfte sitzen, ermöglichen die aktive Ausnutzung der Bewegungsmöglichkeiten. Um im Stand das Becken auf den Hüftköpfen zu halten, sind die das Gesäß bildenden Hüftstrecker (M. glutaeus maximus), Beinabspreizer (M. glutaeus medius und minimus) und die die Oberschenkel-innenseite bildenden Beinanzieher (Adduktoren) nötig. Für die Beugung der Hüfte ist hauptsächlich der M. iliopsoas zustän-dig. Die Drehung der Hüfte wird durch den entsprechenden Ver-lauf der Muskeln zwischen Ursprung und Ansatz ermöglicht.

Durch Verkürzungen oder Schwächungen der Hüftmuskulatur wer-den die Hüftköpfe und -pfannen ungünstig belastet: Frühzeitige Abnutzungserscheinungen können die Folge sein. Diese unge-sunden Muskelungleichgewichte (unphysiologische Dysbalancen) treten häufig durch zu wenig oder zu einseitige Bewegung auf.

Durch die enge Verbindung der Hüftgelenke mit dem Becken

und damit durch ihre indirekte Verbindung zur Wirbelsäule, haben Hüftprobleme oft einen negativen Einfluss auf den Rücken. Wenn z. B. der Hüftbeuger verkürzt ist, bewirkt dies eine Beckenkippung und dies wiederum hat ein Hohlkreuz zur Folge.

Auch Fehlstellungen der Hüfte, wie z. B. die X-Hüfte, wirken sich negativ aus, da das Körpergewicht nicht mehr gleichmäßig verteilt werden kann und ein einseitiger Druck auf die Hüftgelenke wirkt.

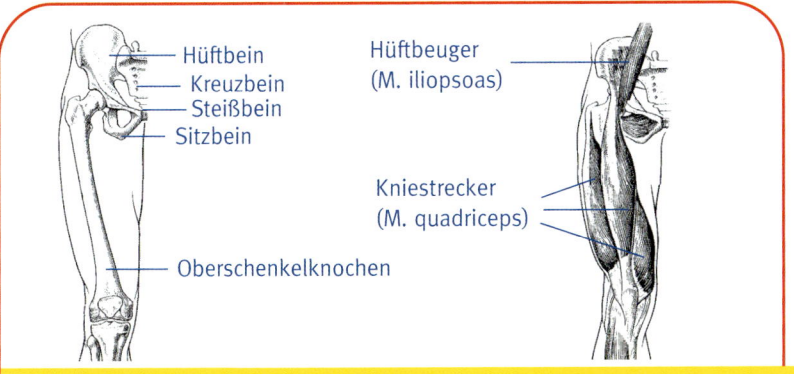

Abb. 9: Rechte Hüfte mit Oberschenkel von vorne, links Knochen, rechts Muskeln (vgl. Herzog, 1981)

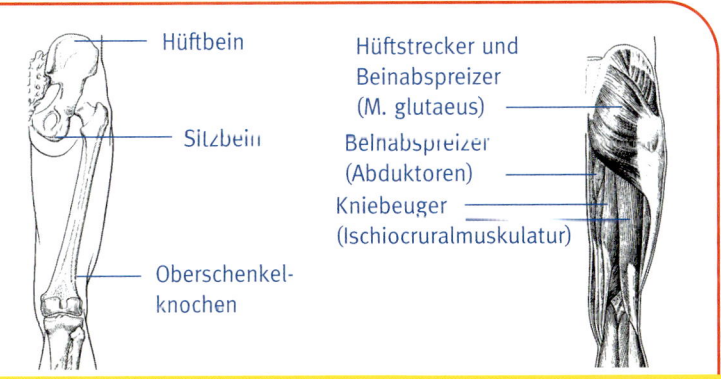

Abb. 10: Rechte Hüfte mit Oberschenkel von hinten, links Knochen, rechts Muskeln (vgl. Herzog, 1981)

4.1 Dehnungsübungen

Übung 15a Großer Ausfallschritt

Beschreibung: Für diese Übung benötigt man eine Leiter oder eine Treppe. Der rechte Fuß wird auf eine Leitersprosse gestellt, sodass eine Hüft- und Kniebeugung von etwa 90° eingenommen werden kann. Dabei halten sich die Hände an der Leiter fest. Das linke Bein wird so weit nach hinten herausgeschoben, bis ein Dehngefühl in der linken Leistengegend auftritt. Das Körpergewicht verbleibt auf dem rechten, vorderen Bein. Der linke Fuß steht dabei nur auf dem Ballen und den Zehen, da keine Dehnung der Wade beabsichtigt ist.

Zur Verstärkung der Dehnung wird die linke Leiste nach schräg vorne unten gedrückt und das Gesäß angespannt. Währenddessen ziehen die Hände den Oberkörper in die Vorlage. Die Dehnung sollte im Übergang Oberschenkel-Becken spürbar, aber nicht schmerzhaft sein.

Wirkungsweise: Dehnung der hüftbeugenden Muskulatur (M. iliopsoas).

Fehler: Kein Dehngefühl tritt auf.

Korrektur → Das zu dehnende Bein weiter nach hinten herausschieben; Körpergewicht auf dem vorderen Bein halten; keine Kniestreckung oder zu starke Kniebeugung.

Dauer: 20 Sekunden.

Anzahl der Wiederholungen: Drei.

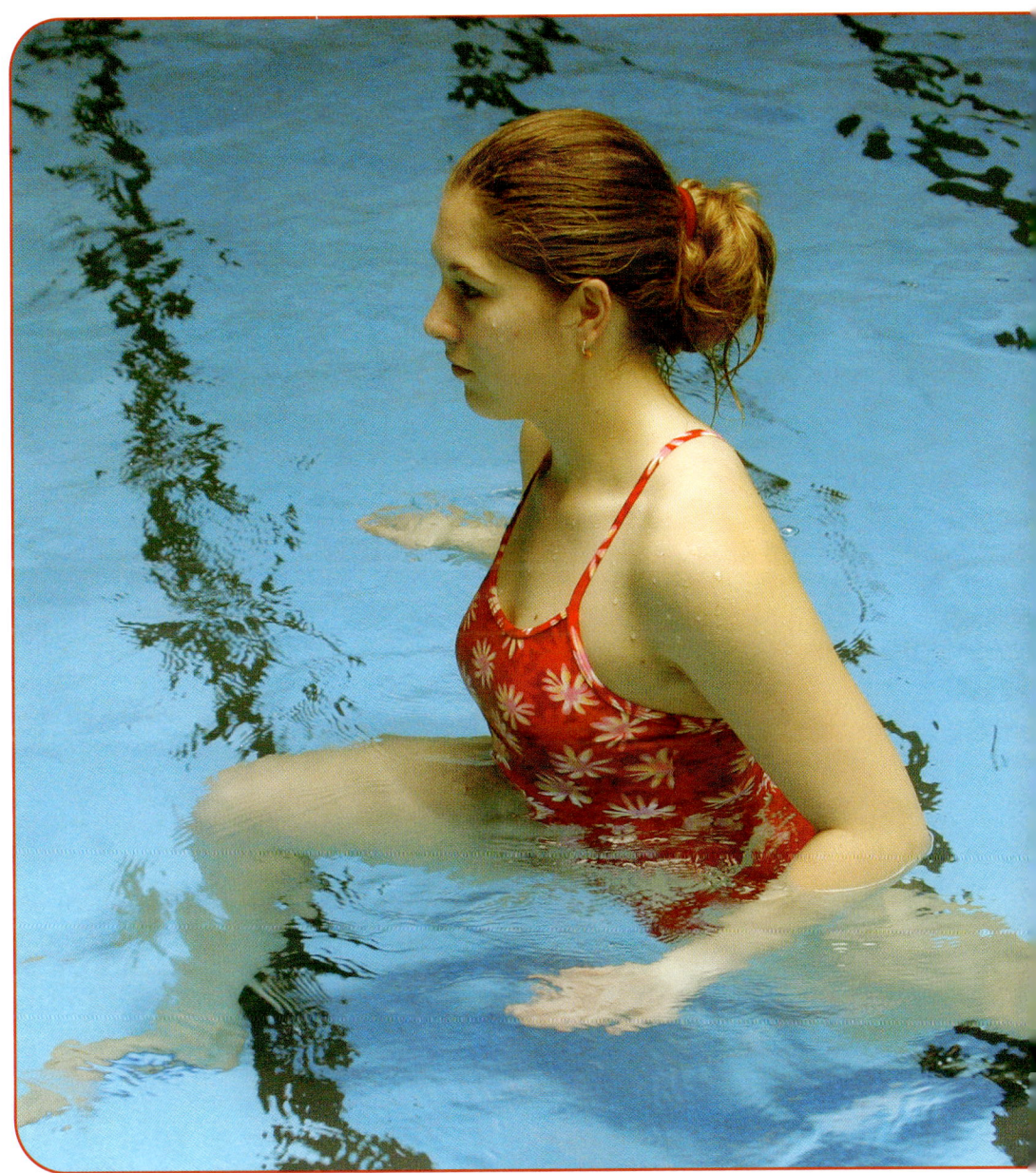

Übung 15b Große Grätsche

Beschreibung: Man steht mit dem Gesicht zur Wand und greift mit den Händen zur Stange oder zur Laufrinne. Die Beine werden in Hockstellung an die Wand gestellt, sodass man wie ein kleines Päckchen am Beckenrand hängt.

Während die Ellbogen gestreckt werden, rutschen die Beine in die Grätschstellung, wobei die Kniegelenke gestreckt werden. Die Grätsche löst ein Dehngefühl in der Innenseite der Oberschenkelmuskulatur aus. Sollte dies nicht der Fall sein, zieht man in dieser Stellung den Oberkörper mithilfe der Hände näher an die Wand heran. Der Blick ist dabei auf die Hände gerichtet, um einen Rundrücken zu vermeiden.

Wirkungsweise: Dehnung der beinanspreizenden Muskulatur (Adduktoren).

Fehler: Die Knie werden nach innen gedreht.

Korrektur → Auf die Außendrehung der Knie und Füße achten.

Fehler: Das Gesäß befindet sich in einer tieferen Stellung als die Beine.

Korrektur → Beine und Becken auf gleiche Höhe bringen.

Dauer: 30 Sekunden.

Anzahl der Wiederholungen: Drei.

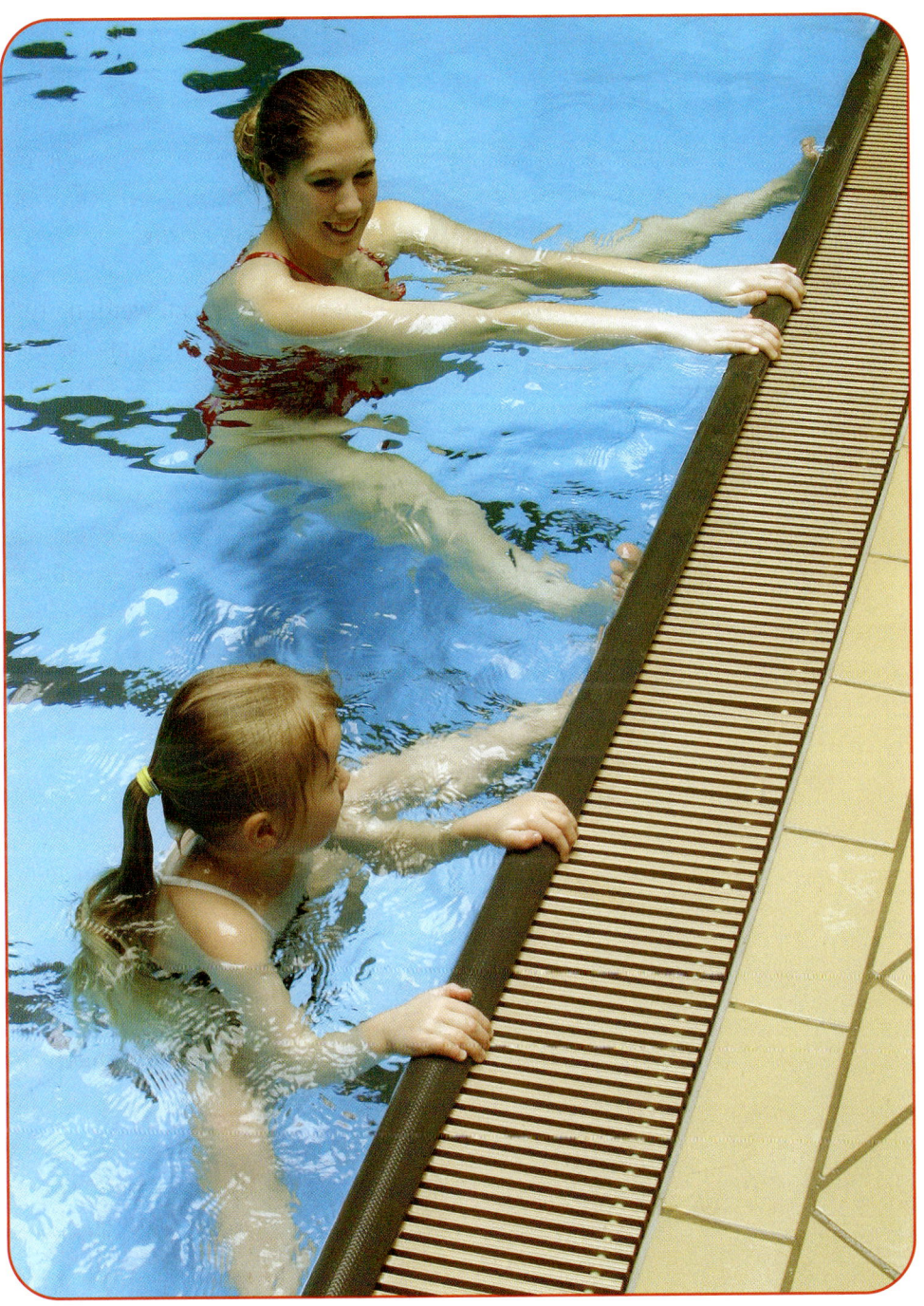

4.2 Übungen alleine ohne Gerät

Übung 16a Storchengang

Beschreibung: Man geht durch das Schwimmbecken, wobei das Spielbein (im Beispiel: links) mit 90° Hüft- und Kniebeugung angehoben wird, dabei wird der Fuß Richtung Gesicht angespannt. Anschließend wird das Knie und der Fuß gestreckt. Während der Streckung wird der linke Fuß mit einem großen Schritt nach vorn gesetzt und das Körpergewicht auf das linke Bein übernommen. So wird jetzt das linke Bein zum Standbein und das rechte zum Spielbein.

Wirkungsweise: Mobilisation der Hüftgelenke; Kräftigung der beckenstabilisierenden Gesäßmuskulatur (M. glutaeus max., med. und min.).

Fehler: Nach dem Schritt befindet sich die Wirbelsäule im Hohlkreuz.

Korrektur → Das Spielbein setzt nicht zu weit vorne auf.

Fehler: Die Bewegung wirkt zerfahren.

Korrektur → Die Fußspannung darf nicht aufgegeben werden.

Dauer: 30-45 Sekunden (als Ausdauertraining mindestens drei Minuten und mit mehr Tempo ausführen).

Anzahl der Wiederholungen: 3*5.

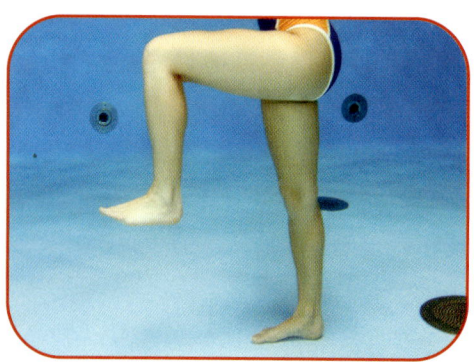 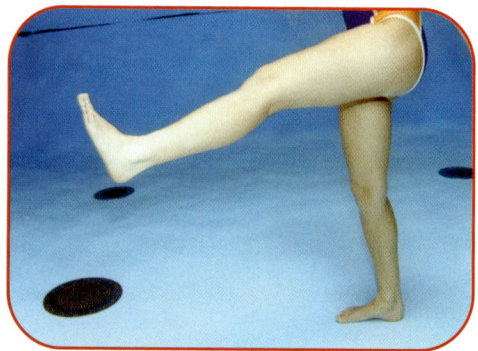

Halber Hampelmann

Übung 16b

Beschreibung: Man steht frei im Wasser, die Füße stehen eng und leicht nach außen gedreht nebeneinander. Nun springt man hoch, dabei werden die Beine schnell 70-80 cm auseinander gespreizt, die Landung erfolgt ebenfalls mit gegrätschten Beinen. Anschließend springt man wieder ab und die Beine werden während der Flugphase schnell geschlossen.

Die Landung erfolgt mit den nun geschlossenen Beinen. Sowohl bei der Landung als auch beim Absprung wird eine kleine Kniebeugung aufrechterhalten.

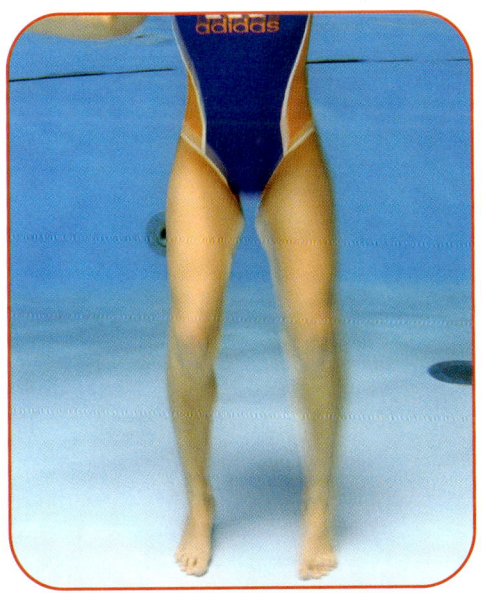 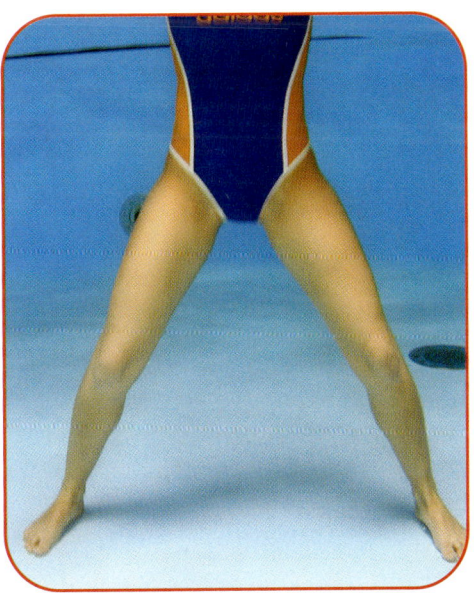

Variante: Umsteigen

Beschreibung: Ausgangsstellung ist die Grätschstellung, wobei die Füße mindestens 60 cm auseinander stehen. Die Knie sind leicht gebeugt. Nun berührt der linke Fuß den rechten Unterschenkel, wobei die Anspreizung sehr schnell erfolgt. Man springt anschließend vom rechten Bein ab und landet auf dem sich streckenden linken Bein und berührt mit dem rechten Fuß den linken Unterschenkel. Dies wird im Wechsel weitergeführt, wobei ständig eine Kniebeugung von mindestens 30° beibehalten wird.

Wirkungsweise: Kräftigung der anspreizenden (Adduktoren) und abspreizenden (Abduktoren) Hüftmuskulatur; Kräftigung der Wadenmuskulatur (Fußbeuger); Kräftigung der Kniestrecker (M. quadriceps).

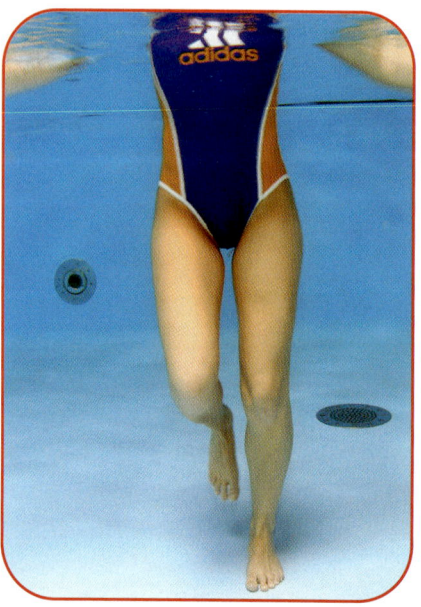

Fehler: Knie werden nach innen gekippt gehalten (X-Bein).

Korrektur → Knie und Füße werden in einer Achse gehalten.

Fehler: Der Oberkörper wird senkrecht gehalten.

Korrektur → Oberkörper mit überstrecktem Rücken ewas nach vorn neigen.

Anzahl der Wiederholungen: 3*20.

Kraulbeinschlag

Beschreibung: Man steht mit dem Gesicht zur Wand und greift mit den Händen zur Stange. Nun geht man in die Bauchlage, die Beine werden ausgestreckt. Die Beine werden gestreckt im schnellen Tempo im Wechsel 30-40 cm auf- und abbewegt. Die Bauch- und Gesäßmuskulatur wird dabei fest angespannt, um ein Hohlkreuz zu vermeiden.

Wirkungsweise: Kräftigung der Hüftstrecker (M. glutaeus max.) und der kniestreckenden Muskulatur (M. quadriceps).

Fehler: Zu starkes Hohlkreuz.

Korrektur → Gesicht seitlich auf das Wasser legen.

Fehler: Man treibt zur Wand.

Korrektur → Aktives Gegendrücken der Arme.

Dauer: 30 Sekunden.

Anzahl der Wiederholungen: 3*5.

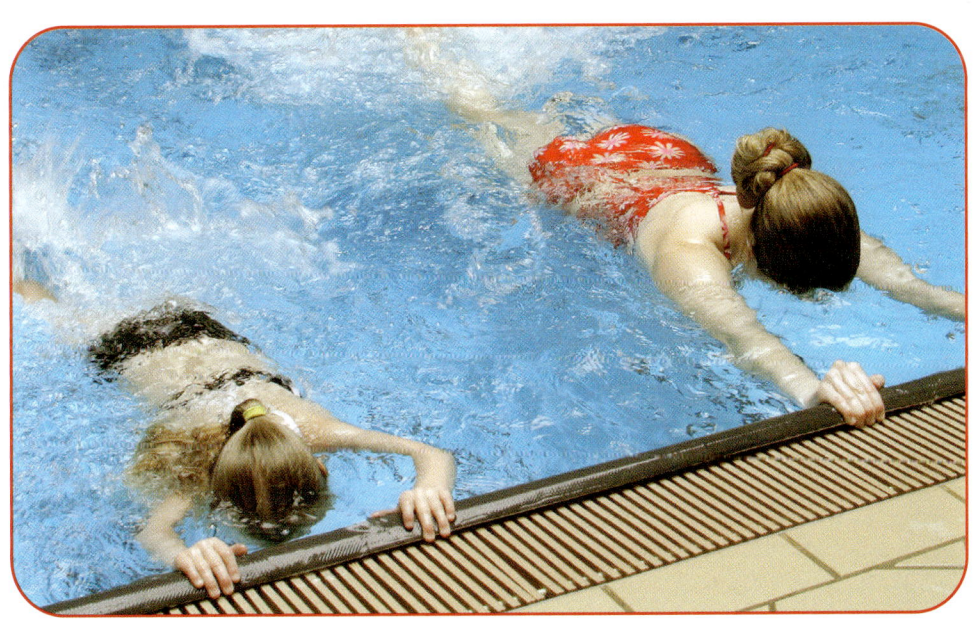

4.3 Übungen alleine mit Gerät

Übung 17a Stab überspringen

Beschreibung: Vor dem Körper hält man in beiden Händen quer einen Gymnastikstab auf Leistenhöhe. Nun springt man mit beiden Beinen ab und versucht, mit ihnen gleichzeitig den Stab zu überqueren, ohne den Stab loszulassen. Der Stab befindet sich nun hinter dem Rücken.
Man versucht jetzt, durch rückwärtiges Abspringen den Stab wieder zu überqueren, ohne den Griff zu lösen.

Wirkungsweise: Mobilisation der Hüftgelenke; Kräftigung der hüftbeugenden (M. iliopsoas) und -streckenden (M. glutaeus max.) Muskulatur; Stärkung der Bauchmuskulatur; Verbesserung der Koordination.

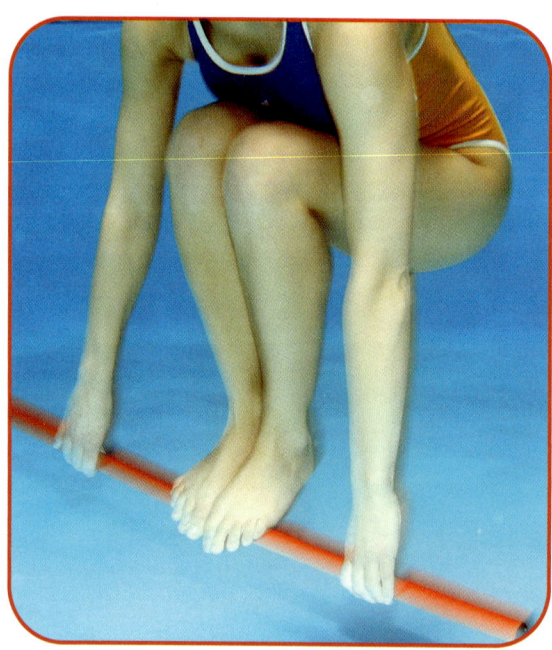

Fehler: Beine werden nacheinander über den Stab gebracht.

Korrektur → Mit geschlossenen Beinen abspringen und den Stab überwinden.

Anzahl der Wiederholungen: 3*10.

ACHTUNG!
Wenn diese Übung nicht gelingen will, bitte die Übung 17b versuchen!

Stab übersteigen

Beschreibung: Vor dem Körper hält man in beiden Händen quer einen Gymnastikstab auf Leistenhöhe.
Man übersteigt erst mit dem rechten, dann mit dem linken Bein den Stab, ohne dass dieser losgelassen wird. Anschließend wird der Stab, der sich nun hinter dem Rücken befindet, wieder nacheinander überstiegen (ohne Grifflösung).

Wirkungsweise: Verbesserung der Beuge- und Streckfähigkeit der Hüftgelenke; Verbesserung des Gleichgewichts- und Koordinationsvermögens.

Fehler: Während des Übersteigens wird das Bein sehr stark nach innen gedreht.

Korrektur → Das Bein in gerader oder eher nach außen gedrehter Stellung über den Stab führen.

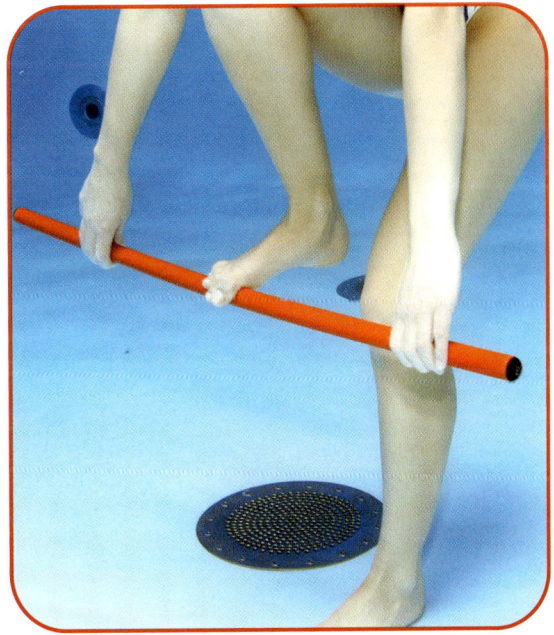

Anzahl der Wiederholungen:
3*10.

Übung 17c   Einen Reifen auseinander drücken

Beschreibung: Ein Gymnastikreifen wird oberhalb der Knöchel über beide Beine geführt. Man legt sich in Rückenlage auf das Wasser, während man mit den Unterschenkeln den Reifen auseinander drücken will. Die Gesäßmuskeln werden zusätzlich fest angespannt, um ein Absacken zu verhindern. Zur Stabilisation der Rückenlage führen die Hände und Arme neben dem Körper kleine, seitliche Bewegungen aus. Man kann auch versuchen, sich rückenschwimmend mit dem Reifen um die Beine fortzubewegen.

Wirkungsweise: Kräftigung der abspreizenden (M. glutaeus med. und min.) und streckenden (M. glutaeus max.) Hüftmuskulatur.

Fehler: Man sitzt eher im Wasser.

Korrektur → Den Hinterkopf im Wasser liegen lassen und die Gesäßmuskeln anspannen.

Dauer: 30 Sekunden.

Anzahl der Wiederholungen: 3*6.

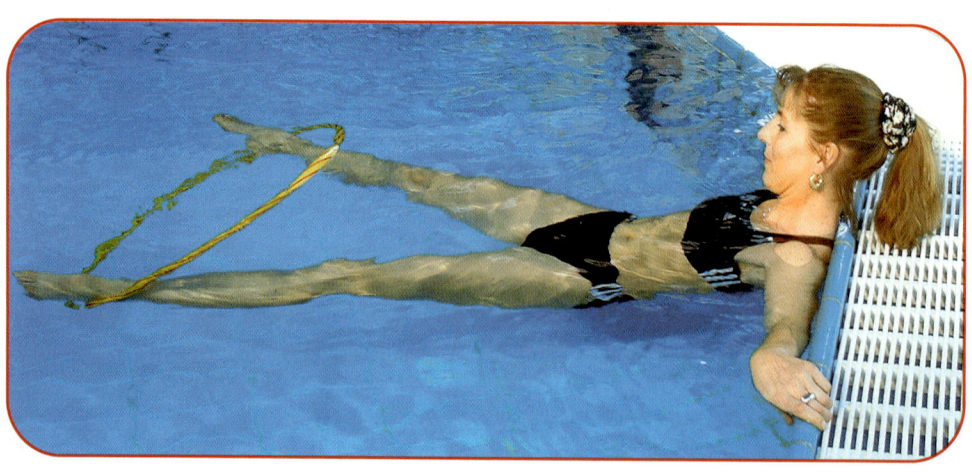

Partnerübung ohne Gerät

Beindrücken

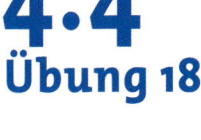

4·4
Übung 18

Beschreibung: Die Partner liegen in Rückenlage gegenüber auf dem Wasser, sodass die Füße von A innerhalb der Füße von B liegen. Die Rückenlage wird durch kleine Schwimmbewegungen der Arme stabilisiert und die Bauch- und Gesäßmuskulatur angespannt. Nun drückt A seine Füße gegen die von B nach außen, während B seine Füße nach innen drückt. Es soll dabei keine Bewegung, sondern nur eine Anspannung entstehen.
Nach mehrmaligem Spannen wechseln die Partner die Stellung: A nimmt seine Füße außen, B seine nach innen.

Wirkungsweise: Kräftigung der beinabspreizenden (M. glutaeus med. und min.) und -anspreizenden (Adduktoren) Muskulatur; Ganzkörperstabilisation.

Fehler: Ausweichen in ein Hohlkreuz.

Korrektur → Bauch- und Gesäßmuskeln angespannt halten und die Kraft gegenseitig anpassen. Es gilt: Der Stärkere passt sich an den Schwächeren an!

Fehler: Gesäß ist zu tief.

Korrektur → Kopf zurück in das Wasser legen.

Dauer: 20-30 Sekunden.

Anzahl der Wiederholungen: Pro Anspannungsrichtung 3*6.

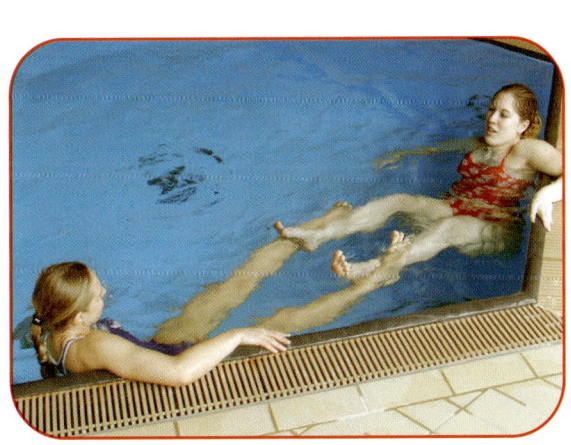

4.5 Partnerübung mit Gerät
Übung 19 Reifen ziehen

Beschreibung: Die Partner stehen seitlich nebeneinander im Abstand eines Gymnastikreifens. Das jeweils dem Partner zugewandte Bein wird in den Gymnastikreifen gestellt. Der Reifen wird in Höhe des halben Unterschenkels von beiden Partnern gehalten, indem sie sich so weit seitlich auseinander bewegen, bis der Reifen, ohne zu rutschen, dort bleibt.

Nun versuchen beide, den Reifen zu sich heranzuziehen. Dabei passen beide ihre Kraft an die des anderen an, da man den anderen nicht aus dem Gleichgewicht bringen soll. Zur Kräftigung des Gegenbeins drehen sich beide um und legen das andere Bein in den Reifen.

Wirkungsweise: Kräftigung der beinanspreizenden (Adduktoren) Hüftmuskulatur und der Beckenstabilisatoren.

Fehler: Die Hüfte des Standbeins wird seitlich herausgeschoben.

Korrektur → Gesäßmuskeln fest anspannen und das Becken über dem Bein halten.

Fehler: Hohlkreuz oder Vorneigen des Rumpfs.

Korrektur → Auf eine aufrechte Körperhaltung achten.

Dauer: 20-30 Sekunden.

Anzahl der Wiederholungen: Pro Seite 3*4.

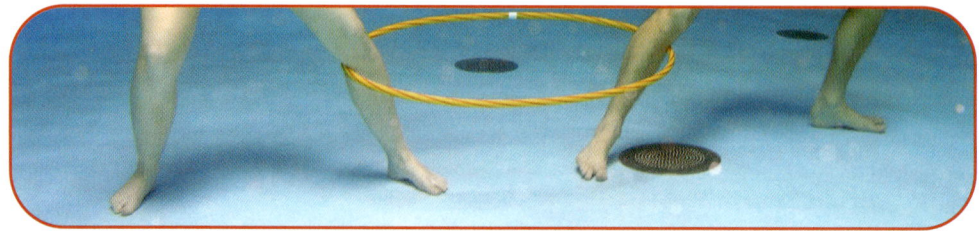

Spiel ohne Gerät

Seitschwimmen

4.6
Übung 20

Beschreibung: Es werden zwei Riegen gebildet, die an einem Ende des Beckens mit den Teilnehmern hintereinander Aufstellung nehmen. Der Erste einer jeden Reihe schwimmt in Seitlage zum anderen Ende des Beckens, wobei der untere Arm unter dem Kopf nach oben gestreckt wird, und sich der obere Arm vor dem Körper vom Wasser abdrückt, indem man die Hand Richtung Füße bewegt. Die Beine werden vor- und zurückbewegt, ähnlich einer Schere.

Wenn das Beckenende erreicht ist, dreht der Teilnehmer sich auf die andere Seite, schwimmt zurück zu seiner Riege und schließt sich dann hinten an. Der Nächste darf nun starten.

Es hat diejenige Riege gewonnen, die es als Erste geschafft hat, alle Teilnehmer hin- und zurückschwimmen zu lassen. Es muss dabei aber immer in Seitlage geschwommen werden!

Wirkungsweise: Kräftigung der hüftstreckenden (M. glutaeus max.) und -beugenden (M. iliopsoas) Muskulatur; Stabilisation des Oberkörpers.

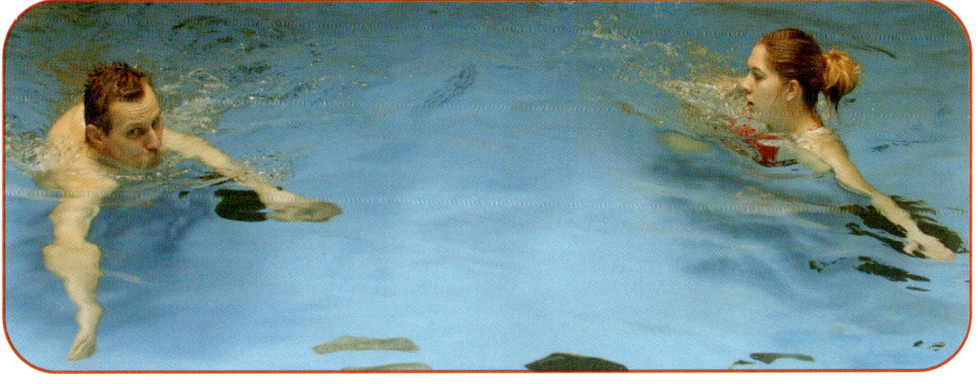

4.7 Spiel mit Gerät
Übung 21 Fußball

Beschreibung: Es werden zwei Mannschaften gebildet, das Schwimmbecken in zwei Hälften geteilt und an jedem Ende ein Tor festgelegt (Ausnutzung von Markierungen). Die Torgröße sollte etwa ein Drittel der Beckenwand betragen.

Die Teilnehmer, die sich alle in Rückenlage befinden, sollen nun einen Ball (Gymnastikball, Niveaball o. Ä.) weiterbefördern und in Richtung des gegnerischen Tors bringen, indem der Ball nur mit einem Fuß, Knie oder Oberschenkel geschossen werden darf. Die Fortbewegung erfolgt in Rückenlage, wobei gekrault oder gepaddelt werden kann. Es gibt keinen festen Torhüter, sodass jeder bei einer torgefährlichen Situation zum Torwart werden kann. Nur der jeweilige Torwart darf den Ball mit der Hand abwehren.

Wirkungsweise: Kräftigung der gesamten Beinmuskulatur; Verbesserung der Ausdauerfähigkeit und Koordination.

Dauer: Beliebig, aber mindestens zehn Minuten.

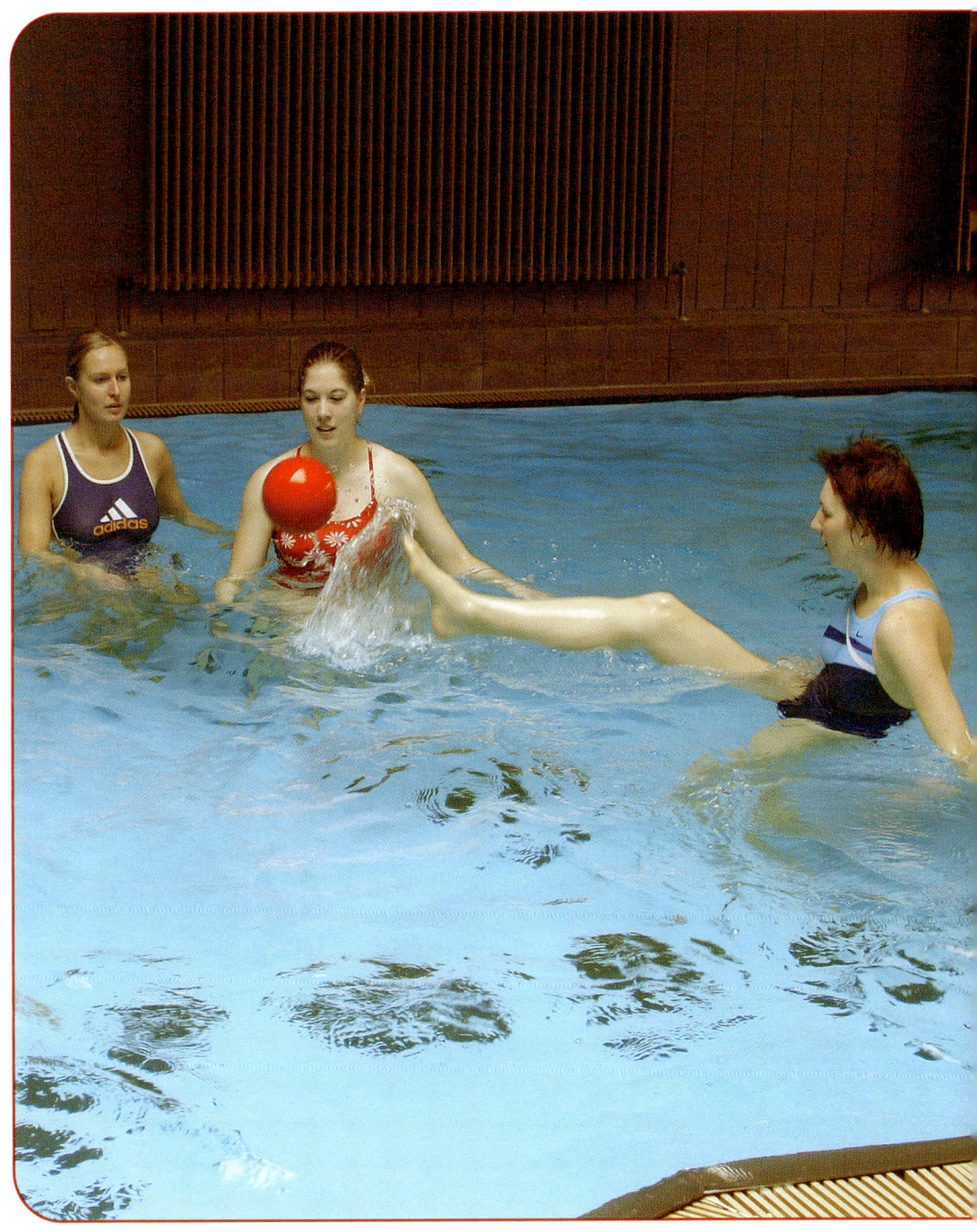

5 Die Wirbelsäule

Der Aufbau der Wirbelsäule ermöglicht den aufrechten Gang. Sie ruht auf dem Kreuzbein, welches eine enge Verbindung mit dem Becken besitzt. Die Wirbelsäule besteht aus 34 Wirbelkörpern: fünf Lendenwirbelkörpern, zwölf Brustwirbeln und sieben Halswirbeln. Zwischen den Wirbelkörpern befinden sich Knorpelscheiben: die Bandscheiben. Sie dienen der Abpufferung von zu viel Druck und sie gewährleisten eine bessere Verbindung der einzelnen Wirbelkörper.

Die Form der Wirbelsäule ist S-förmig, um Stöße, die allein schon beim Gehen auf die Wirbelsäule einwirken, besser abfedern zu können. So ergibt sich, dass die Lendenwirbelsäule einen Bogen Richtung Bauch besitzt (Lordose), die Brustwirbelsäule einen konvexen Verlauf hat (Kyphose) und die Halswirbelsäule wieder konkav (Lordose) verläuft (vgl. Abb. 11).

Die Wirbelsäule hat die Fähigkeit zur Streckung, Beugung, Drehung und Seitneigung, wobei der Bewegungsausschlag in den einzelnen Wirbelsäulenabschnitten unterschiedlich groß ist. Der beweglichste Teil der Wirbelsäule ist die Halswirbelsäule, dann folgt die Lendenwirbelsäule, bei der die Streck- und Seitneigungsfähigkeit am besten ausgeprägt ist. Der unbeweglichste Abschnitt der Wirbelsäule ist die Brustwirbelsäule, da nur ihre Beugungsmöglichkeit besonders hoch ist.

Um die Wirbelsäule zu stützen und zu entlasten, besitzt sie viele Bänder und Muskeln. Die Bänder schränken die Bewegungsrichtungen ein, die Muskeln haben die Aufgabe, aktiv für die Aufrichtung und Stabilisation des Rückens zu sorgen. Dafür sind hauptsächlich die Rückenstrecker (M. erector truncae) zuständig. Aber auch seitlich sitzende Muskeln, wie der breite Rückenmuskel (M. latissimus dorsi), unterstützen diese Aufgabe.

Die Bauchmuskulatur spielt bei der Aufrichtung und Stabilisation der Wirbelsäule eine große Rolle, da sie durch ihre ständige Anspannung während des Sitzens oder Stehens ein Korsett für die Wirbelsäule darstellt (vgl. Abb. 12, 13).

Wenn durch Muskelschwächen der Rücken- und Bauchmuskulatur die Aufrichtungsarbeit nicht mehr optimal geleistet werden kann, sind Verspannungen und später eine einseitige Belastung und eine Abnutzung der Wirbelsäule die Folge.

Auch ungünstige Haltungsformen, wie das Einnehmen eines Hohlkreuzes oder Rundrückens, stellen eine große Belastung für die Wirbelsäule dar.

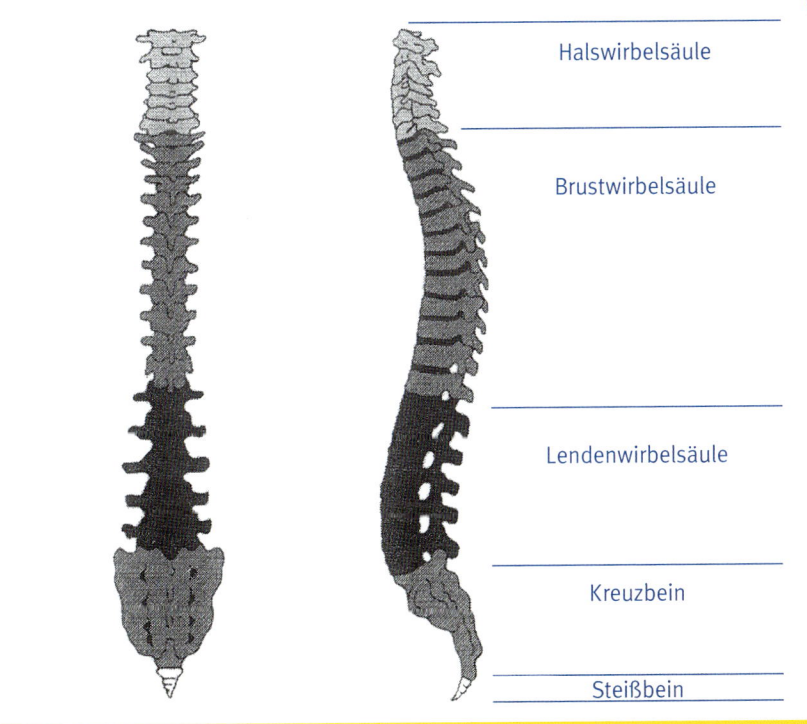

Halswirbelsäule

Brustwirbelsäule

Lendenwirbelsäule

Kreuzbein

Steißbein

Abb. 11: Wirbelsäule (links von vorne, rechts von der Seite) (Herzog, 1991)

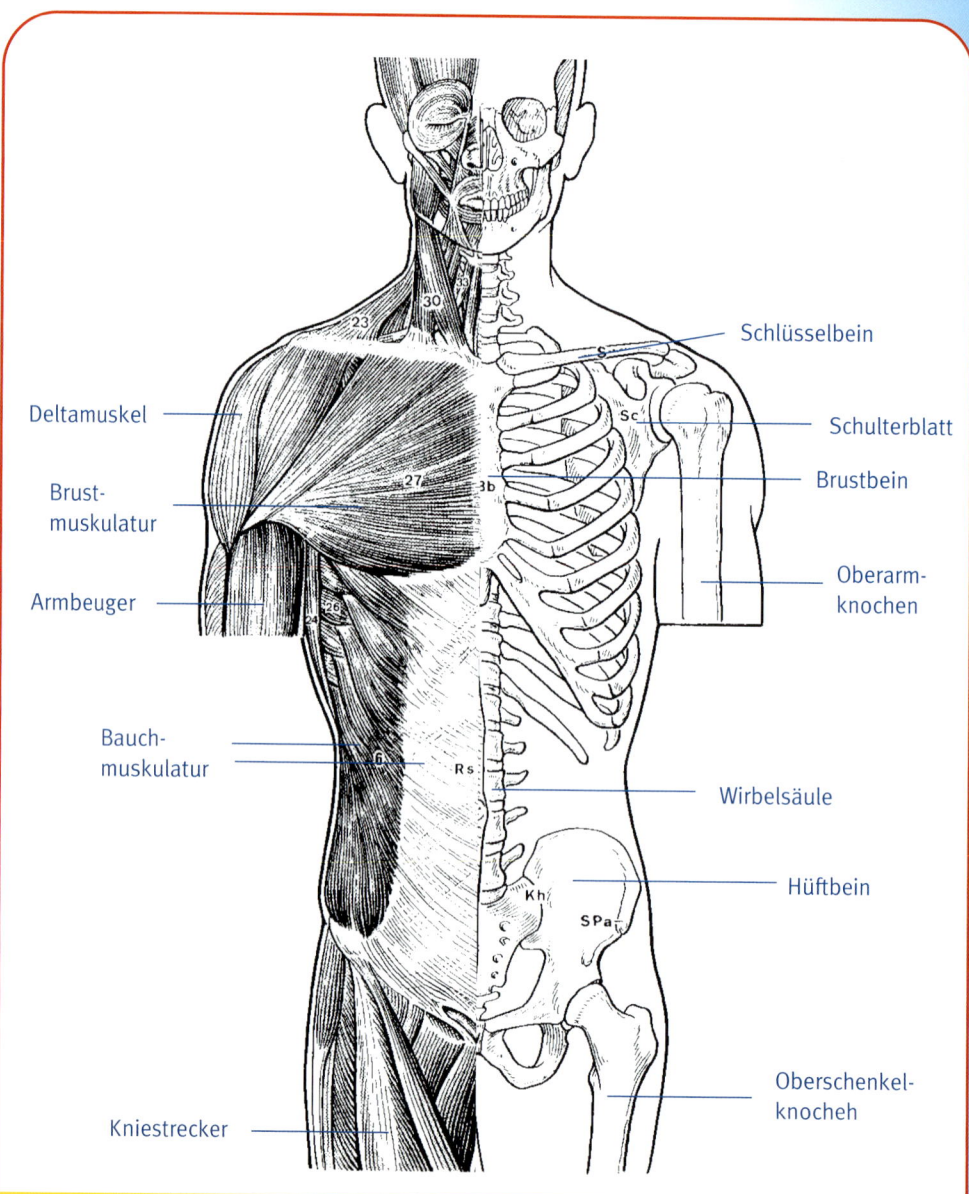

Abb. 12: Knochen und Muskeln des Rumpfs von vorne (vgl. Herzog, 1981)

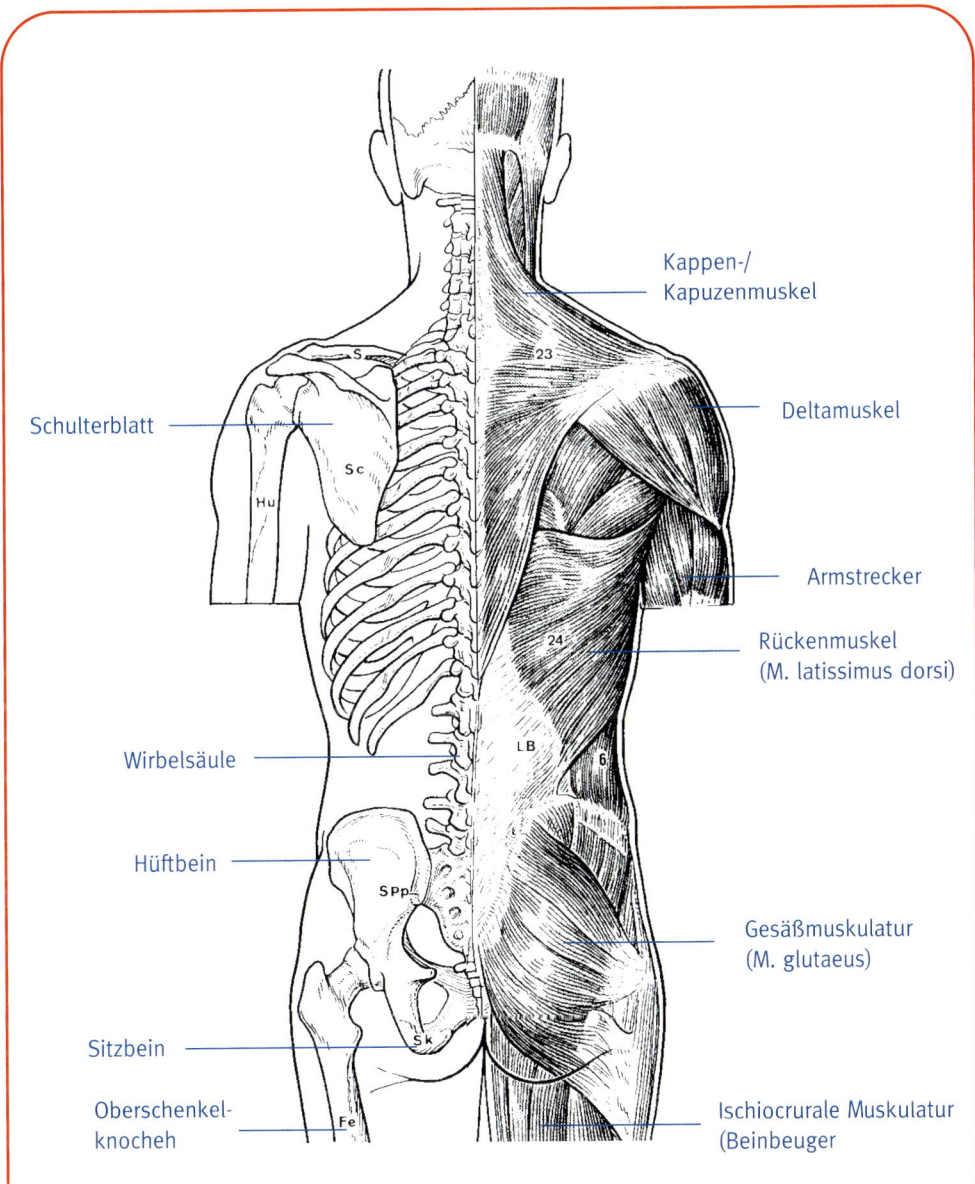

Kappen-/
Kapuzenmuskel

Deltamuskel

Schulterblatt

Armstrecker

Rückenmuskel
(M. latissimus dorsi)

Wirbelsäule

Hüftbein

Gesäßmuskulatur
(M. glutaeus)

Sitzbein

Oberschenkel-
knocheh

Ischiocrurale Muskulatur
(Beinbeuger

Abb. 13: Knochen und Muskeln des Rumpfs von hinten (vgl. Herzog, 1981)

5.1 Dehnungsübungen
Übung 22a Flankendehnung

Beschreibung: Man steht seitlich im Abstand von etwa 40 cm an der Wand und greift mit der linken Hand an die Stange oder Überlaufrinne. Die Füße stehen eng nebeneinander. Nun lässt man sich nach rechts sinken, bis der linke Arm gestreckt ist und der Körper sich in einer *Mondstellung* befindet und nach links gekrümmt ist. Die rechte Hüfte wird zur Verstärkung der Dehnung nach rechts herausgeschoben. Der rechte Arm wird seitlich über den Kopf geführt und *wächst* nach oben links heraus, sodass die Dehnung der rechten Körperseite verstärkt wird.
Zur Entspannung zieht der linke Arm den Körper wieder an die Stange heran.

Wirkungsweise: Dehnung der seitlichen Bauch- und Rückenmuskulatur und der beinabspreizenden Hüftmuskulatur.

Fehler: Die Hüfte der zu dehnenden Seite wird entweder nach vorn oder nach hinten gedreht.

Korrektur → Anspannung der Bauch- und Gesäßmuskulatur.

Fehler: Hohlkreuz der Wirbelsäule.

Korrektur → Anspannung der Bauch- und Gesäßmuskulatur.

Dauer: 30-40 Sekunden.

Anzahl der Wiederholungen: 3-4.

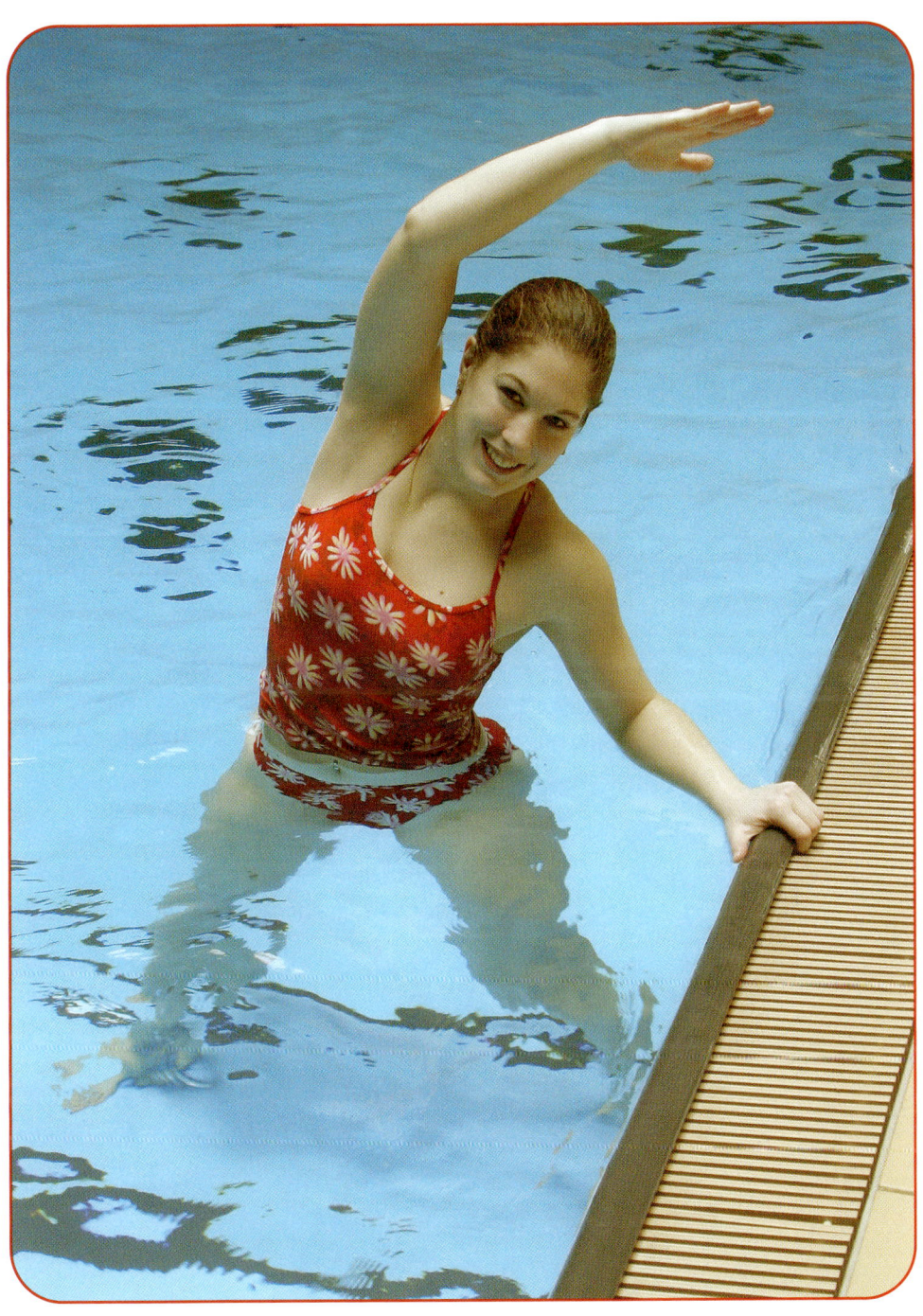

Übung 22b Päckchen

Beschreibung: Ausgangsstellung ist die Rückenlage auf dem Wasser, wobei man seitlich an der Wand liegt. Man hält sich mit der linken Hand am Beckenrand oder an der Stange fest. Nun zieht man beide Beine, so weit wie möglich, an den Bauch, die rechte Hand fasst seitlich um die Knie und drückt die Knie noch stärker an den Bauch. Zur Entspannung werden die Beine wieder gestreckt.

Wirkungsweise: Dehnung der Lendenwirbelsäulenmuskulatur.

Fehler: Kopf gerät unter Wasser.

Korrektur → Kopf etwas anheben.

Dauer: 20-30 Sekunden.

Anzahl der Wiederholungen: 4-5.

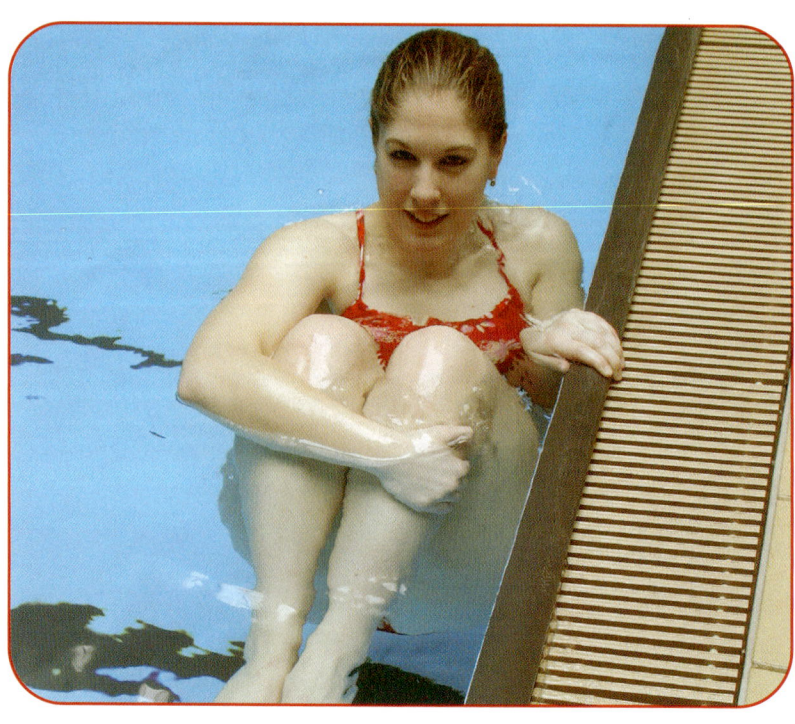

Übungen alleine ohne Gerät

Stemmführung

5.2
Übung 23a

Beschreibung: Man liegt in Rückenlage auf dem Wasser, die Arme liegen neben dem Körper und die Füße werden parallel gehalten. Nun werden die Knie ca. 30° angebeugt, die Füße hochgezogen und die Bauch- und Gesäßmuskulatur fest angespannt. Die Ellbogen werden leicht angebeugt und die Hände hochgezogen. Sie stemmen gegen eine gedachte Wand, ohne dass sich die Ellbogen strecken. Jetzt werden die Arme im Wechsel unter Beibehaltung der Spannung auf- und abbewegt. Die Rumpf- und Beinspannung soll währenddessen aufrechterhalten bleiben.
Damit man gerade im Wasser liegt, sollte der Kopf nicht angehoben werden.

Wirkungsweise: Kräftigung der rumpfstabilisierenden Muskulatur und der Arm- und Beinmuskulatur.

Fehler: Die Knie werden nach innen gedreht.

Korrektur → Füße und Knie leicht nach außen drehen.

Fehler: Hohlkreuz der Wirbelsäule.

Korrektur → Bauch- und Gesäßmuskeln fest anspannen.

Dauer: 15-20 Sekunden.

Anzahl der Wiederholungen: 3*6.

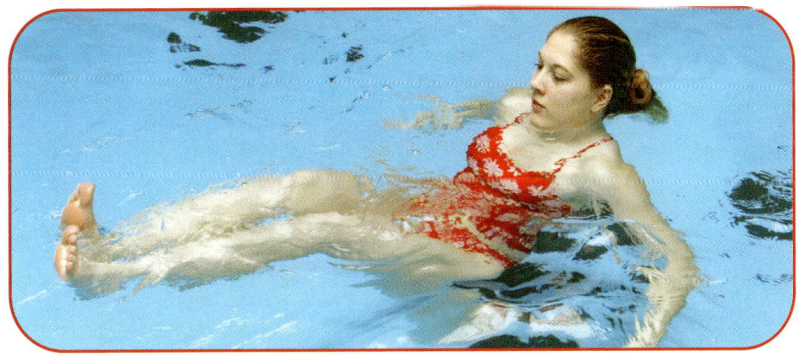

Übung 23b   Fahrradfahren

Beschreibung: Ausgangsstellung ist der rückwärtige Hang an der Stange oder Überlaufrinne. Die Beine werden etwa im Winkel von 120° in den Hüftgelenken angewinkelt. Nun beginnt man mit den Beinen *Fahrrad zu fahren*. Die Bewegung sollte so groß wie möglich ausgeführt werden. Dabei werden die Beine unter Spannung bewegt, was durch die Mitarbeit der Füße gelingt. Während der Streckung des Knies wird der Fuß hochgezogen, als ob man das Wasser wegschiebt. Im Laufe der Kniebeugung wird der Fuß gestreckt, als ob man das Wasser zu sich heranzieht.

Wichtig ist hierbei, dass die Lendenwirbelsäule leicht gerundet wird. Die Bauch- und Gesäßmuskeln werden zusätzlich fest angespannt, damit die Wirbelsäule an der Wand bleibt.

Wirkungsweise: Kräftigung der Bauchmuskulatur; Mobilisation der Hüft- und Kniegelenke; bei schnellerer und lang andauernder Belastung: Verbesserung der Ausdauerfähigkeit.

Fehler: Die Beine werden ohne Spannung bewegt.

Korrektur → Die Fußbewegungen mit einsetzen.

Fehler: Die Bauchmuskeln werden nicht beansprucht.

Korrektur → Großräumigere Beinbewegungen.

Dauer: 45-60 Sekunden (als Ausdauerübung mindestens drei Minuten).

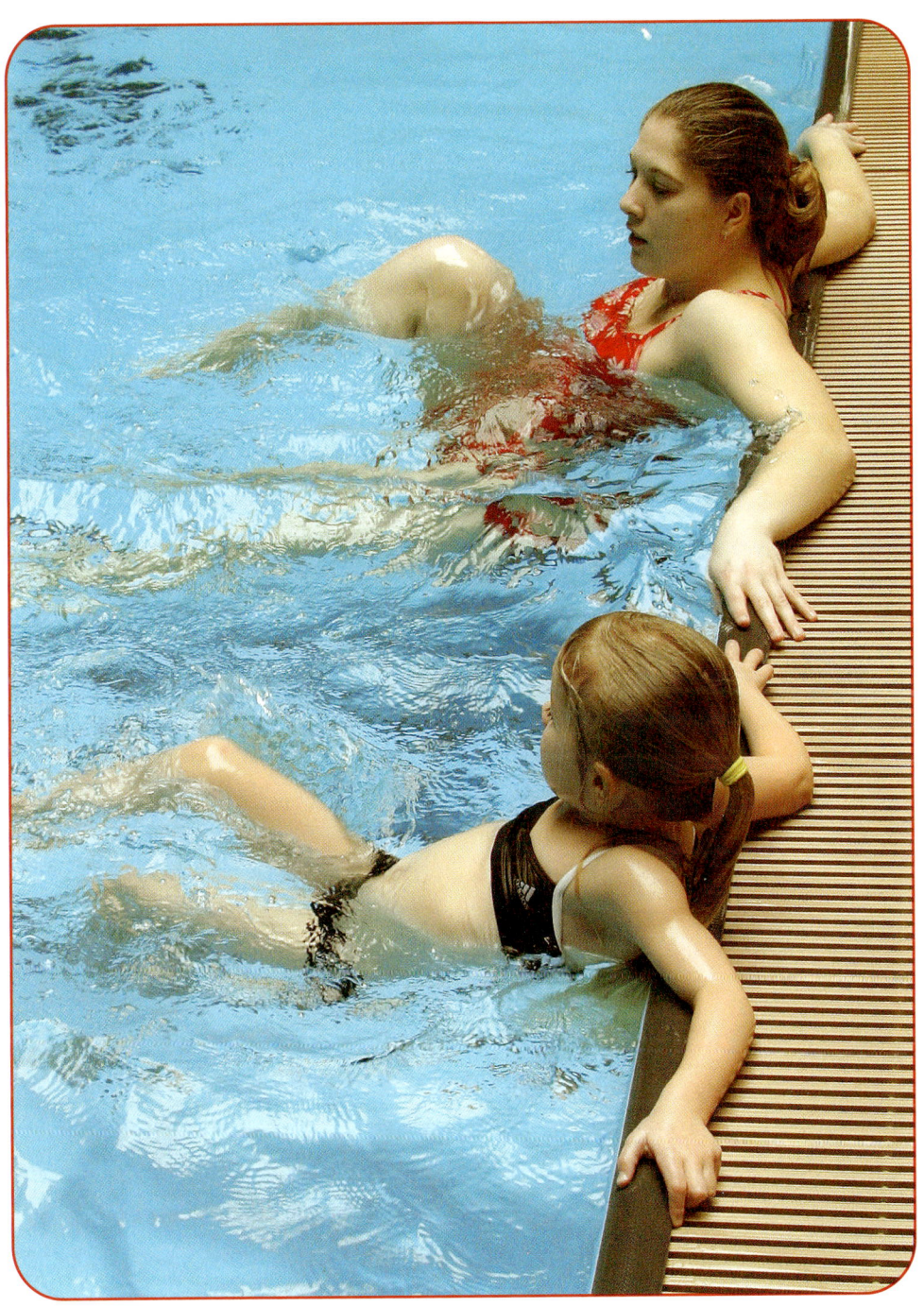

Übung 23c   Körperdiagonale

Beschreibung: Die Ausgangsstellung ist die Bauchlage, die Arme werden oben auf das Wasser gelegt und die Beine sind gestreckt.

Nun werden gleichzeitig die Arme und Beine im schnellen Wechsel 10-20 cm auf- und abbewegt. Der rechte Arm und das linke Beine werden gleichzeitig nach oben gehoben und anschließend nach unten bewegt. Die Gegenseite bewegt sich gegengleich. Um einen größeren Kräftigungseffekt zu erzielen, sollten die Handinnenflächen nach unten zeigen und die Füße entspannt sein.

Das Gesicht liegt während der Übung im Wasser und die Bauch- und Gesäßmuskulatur wird angespannt, um ein Hohlkreuz zu verhindern.

Wirkungsweise: Kräftigung der Rücken- (M. erector truncae) und Bauchmuskulatur; Stärkung der Bein- und Armmuskulatur.

Fehler: Die Bewegungen werden zu großräumig ausgeführt und daraus resultiert eine Belastung der Wirbelsäule.

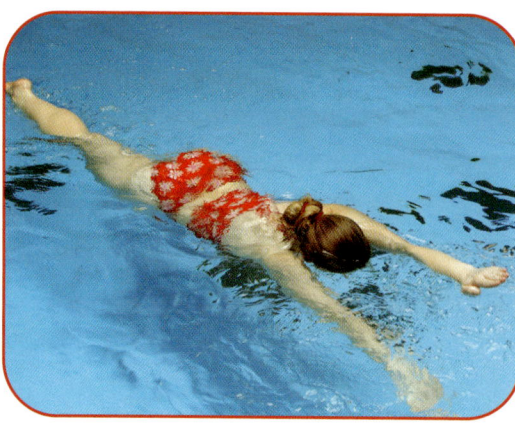

Korrektur → Kleine Bewegungen.

Fehler: Koordinationsschwierigkeiten.

Korrektur → Erst langsame Ausführung, dann allmähliche Temposteigerung.

Dauer: 15 Sekunden.

Anzahl der Wiederholungen: 3*10.

Übungen alleine mit Gerät

Ballstütze

Beschreibung: Die Ausgangsstellung ist der aufrechte Stand. Man nimmt einen Gymnastikball in jede Hand und drückt sie jeweils neben dem Körper unter Wasser. Während die Bälle heruntergedrückt werden, geht man jetzt durch das Schwimmbecken. Die Wirbelsäule wird dabei aufrecht gehalten.

Wirkungsweise: Entlastung der Wirbelsäule; Kräftigung der breiten Rückenmuskulatur (M. latissimus dorsi) und der Armstrecker (M. triceps brachii).

Fehler: Die Ellbogen werden angebeugt.

Korrektur → Die Hände drücken den Ball so weit herunter, bis die Arme gestreckt sind.

Dauer: 45-60 Sekunden.

Anzahl der Wiederholungen: 5-6.

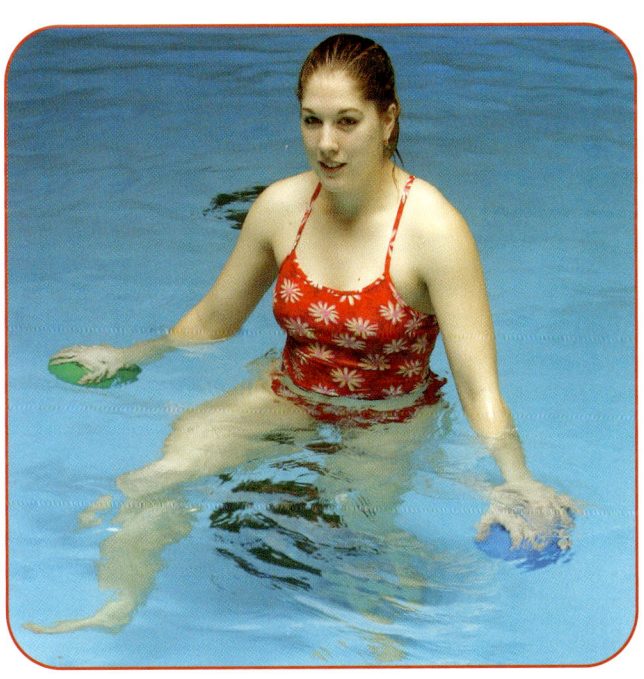

Übung 24b Ein Schwimmbrett unter Wasser drücken

Beschreibung: Die Ausgangsstellung ist die Rückenlage auf dem Wasser. Unter den Händen, die neben dem Körper liegen, liegt je ein Schwimmbrett. Auch unter den eng nebeneinander liegenden Füßen befindet sich ein Brett. Während der Hinterkopf im Wasser liegt und man die Bauch- und Gesäßmuskulatur anspannt, versucht man, die Bretter unter Wasser zu drücken. Da dies bei gleichmäßigem Druck unmöglich ist, entsteht eine große Körperspannung.

Wirkungsweise: Kräftigung der Wirbelsäulenmuskulatur; Ganzkörperstabilisation.

Fehler: Während der Anspannung entsteht ein Hohlkreuz.

Korrektur → Bauch- und Gesäßmuskelspannung aufrechterhalten.

Fehler: Man kippt zur Seite.

Korrektur → Hände und Füße drücken die Bretter gleichmäßig nach unten.

Dauer: 20 Sekunden.

Anzahl der Wiederholungen: 3*8.

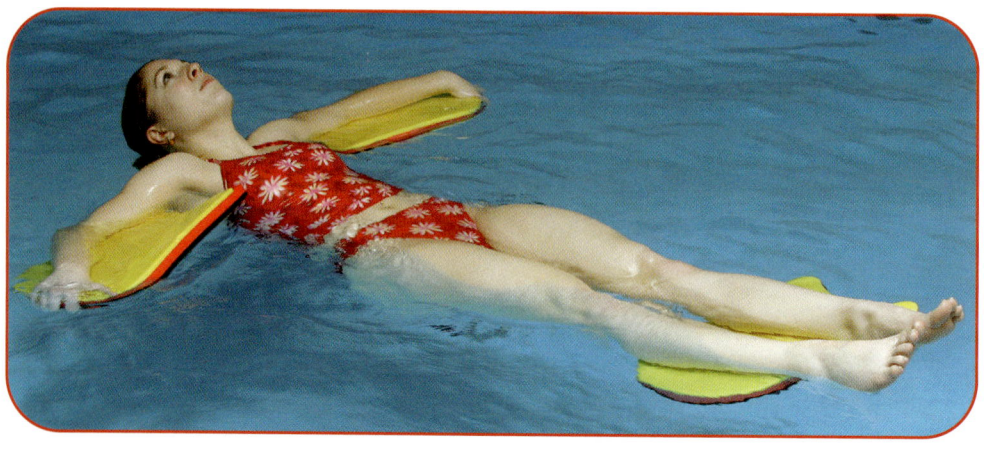

Einen Pezziball erklettern

Übung 24c

Beschreibung: Man versucht, einen im Wasser liegenden, großen Therapieball, der wahlweise einen Durchmesser von 55 oder 65 cm haben kann, zu erklettern, um darauf zu sitzen oder zu liegen. Bei Verwendung des kleineren Balls wird dies leichter fallen.

Wirkungsweise: Ganzkörperstabilisation; Verbesserung des Gleichgewichtsvermögens und der Koordination.

Anzahl der Wiederholungen: Beliebig.

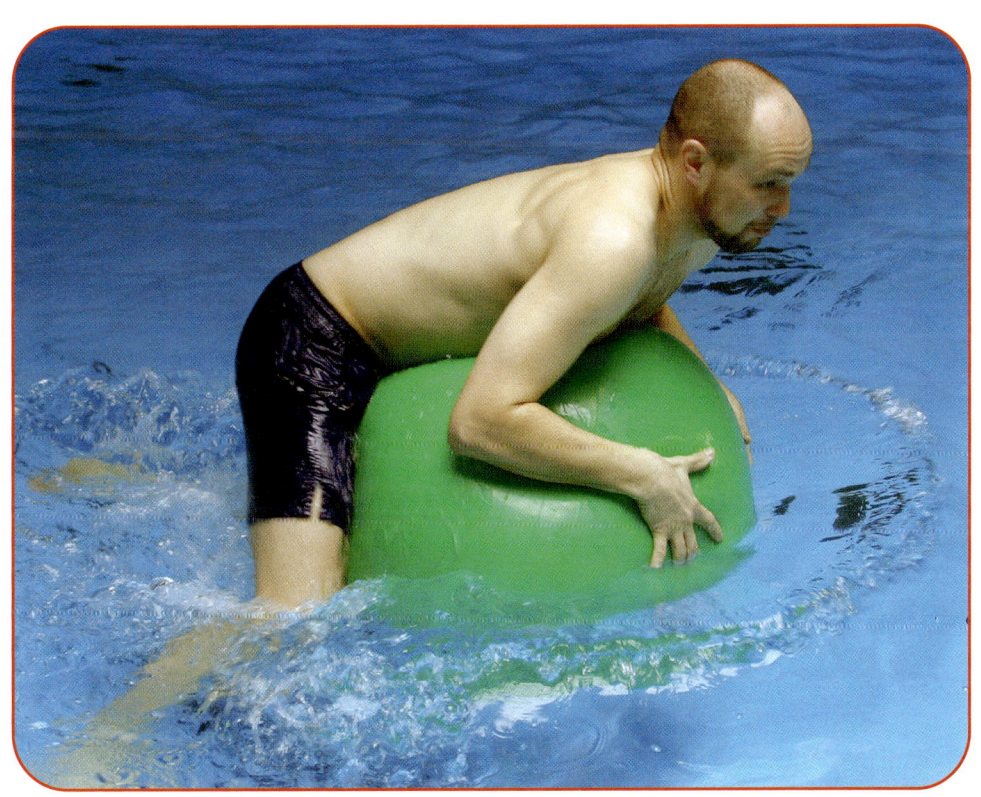

5.4

Übung 25

Partnerübung ohne Gerät

Schiebung

Beschreibung: A liegt entweder in Bauch- oder Rückenlage auf dem Wasser, wobei er die Arme über dem Kopf auf das Wasser legt. Er spannt die Bauch- und Gesäßmuskeln an, streckt die Arme lang aus, der Kopf wird lang herausgeschoben und die Füße werden Richtung Gesicht gezogen. B, der hinter dem Kopf von A steht, schiebt A an den Armen durch das Wasser. Danach tauschen die Partner.

Wirkungsweise: Ganzkörperstabilisation; Verbesserung des Gefühls für Spannung.

Fehler: Der geschobene Partner liegt instabil im Wasser.

Korrektur → Auf absolute Anspannung aller Körperteile achten.

Dauer: 1-2 Minuten.

Anzahl der Wiederholungen: Vier pro Partner.

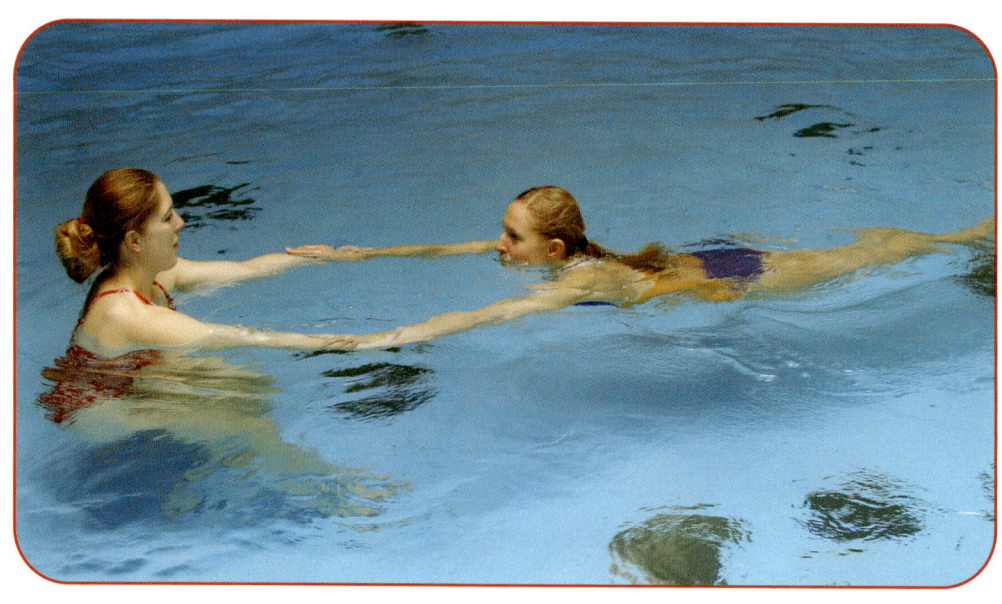

Partnerübung mit Gerät

Lenkrad

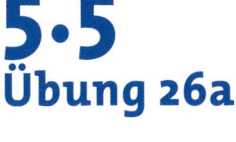

5.5
Übung 26a

Beschreibung: Die Partner stehen sich gegenüber und halten gemeinsam auf Brusthöhe einen Gymnastikreifen senkrecht. Der eine greift oben und unten, der andere seitlich. Nun drehen beide, von ihnen aus gesehen, den Reifen nach rechts. Durch diese gegenläufige Drehung entsteht eine starke Anspannung in der Rumpfmuskulatur. Nach der Anspannung wird der Reifen in die andere Richtung gedreht.

Dabei werden die Knie, die leicht nach außen gedreht stehen, etwas gebeugt und die Bauch- und Gesäßmuskulatur wird fest angespannt.

Wirkungsweise: Kräftigung der Brustwirbelsäulen-, Arm- und Schultermuskulatur.

Fehler: Der Oberkörper wird entweder nach vorn oder nach hinten geneigt.

Korrektur → Aufrechte Körperhaltung beibehalten.

Fehler: Die Schultern werden hochgezogen.

Korrektur → Schultern nach hinten unten zusammenziehen.

Dauer: 20 Sekunden.

Anzahl der Wiederholungen: 3*5 in jede Richtung.

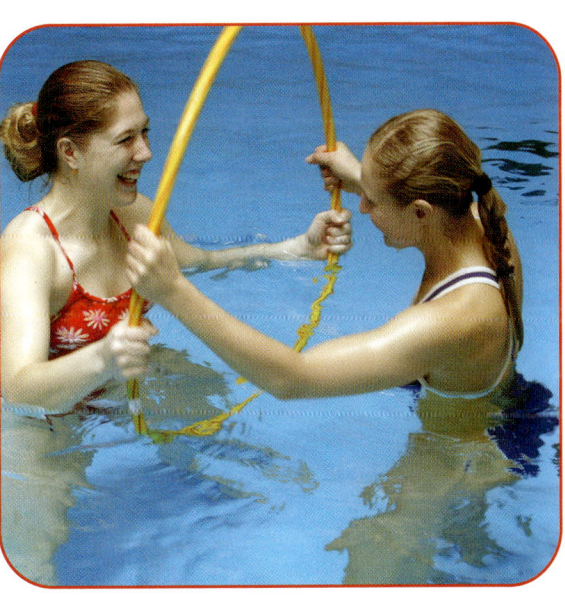

Übung 26b Parallelstab

Beschreibung:	Die Partner stehen sich gegenüber und sind auf jeder Seite mit einem waagerecht gegriffenen Stab verbunden. Die Ellbogen sind dabei leicht gebeugt. Jetzt drücken beide gleichzeitig die Stäbe zusammen. Nach einer Zeit der Anspannung versuchen beide, die Stäbe auseinander zu ziehen. Während der Anspannung sollten die Knie leicht angebeugt gehalten, die Bauch- und Gesäßmuskulatur angespannt und der Kopf lang herausgeschoben werden.
Wirkungsweise:	Kräftigung der Brustwirbelsäulenmuskulatur; Kräftigung der Schulter- und Armmuskulatur; Ganzkörperstabilisation.
Fehler:	Der Oberkörper wird entweder nach vorn oder hinten geneigt.
Korrektur →	Den Oberkörper über die Körperspannung stabilisieren.
Fehler:	Die Ellbogen werden überstreckt.
Korrektur →	Die Ellbogen etwas anbeugen.
Dauer:	20 Sekunden.

Anzahl der Wiederholungen: 3*5 pro Spannungsrichtung.

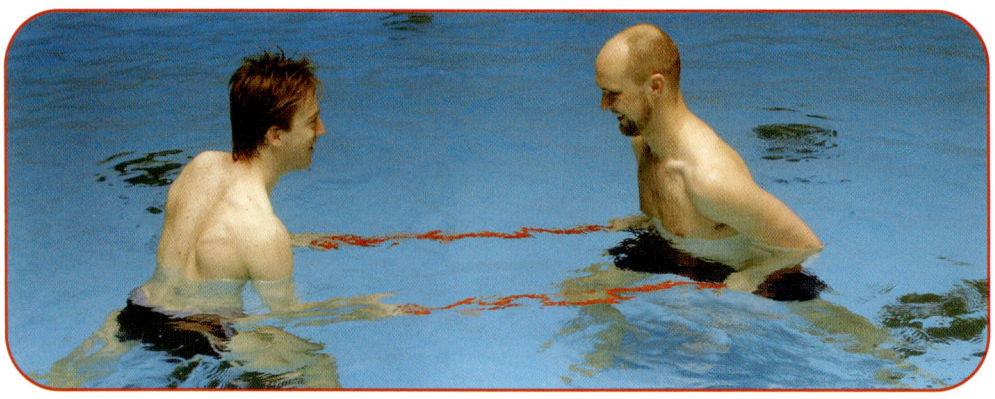

Spiel ohne Gerät

5.6
Übung 27

Einfrieren

Beschreibung: Alle Teilnehmer bewegen sich frei durch das Schwimmbecken, wobei die Art der Fortbewegung frei wählbar ist. Man kann laufen, hopsern oder schwimmen. Auch Bewegungen auf der Stelle sind möglich. Auf ein plötzliches Kommando (STOPP!) eines vorher festgelegten Teilnehmers verharren alle in der Stellung, die sie zu diesem Zeitpunkt innehatten. Nach ca. 30 Sekunden wird die Spannung durch ein neuerliches Kommando (WEITER!) aufgelöst.

Wirkungsweise: Ganzkörperstabilisation; Verbesserung des Gefühls für Spannung.

Dauer: Mindestens fünf Minuten.

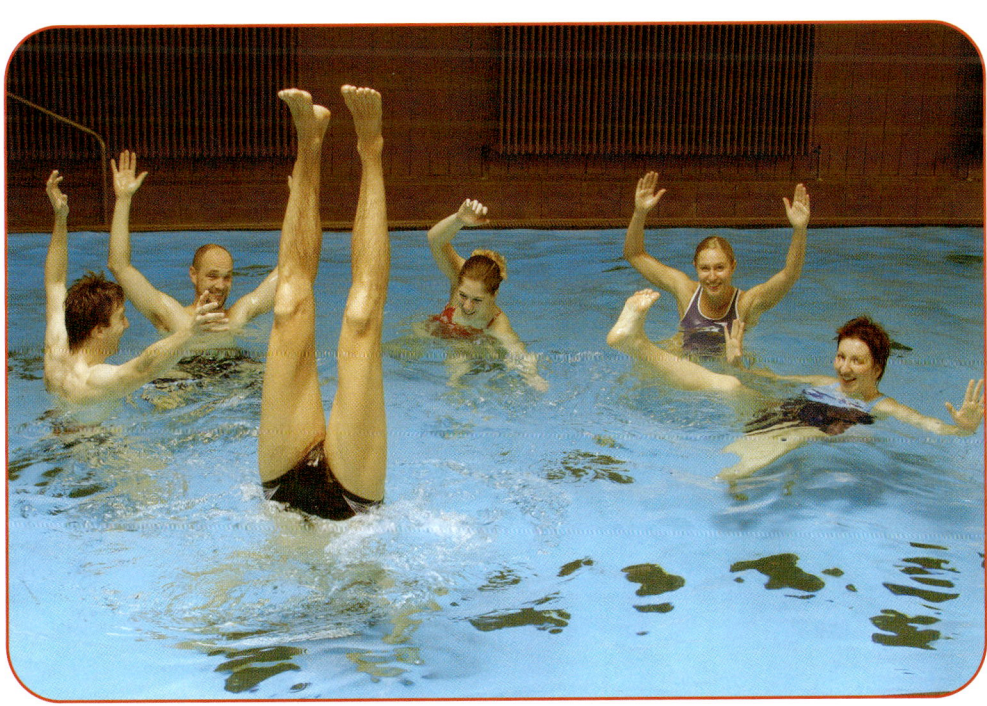

5.7 Spiel mit Gerät

Übung 28 Balltransport

Beschreibung: Es werden zwei Riegen gebildet, in denen sich jeweils Pärchen bilden und an einem Beckenende aufstellen. Das erste Paar jeder Riege stellt sich Rücken an Rücken und klemmt einen Gymnastikball oder Niveaball in den Bereich der Lendenwirbelsäule. Dabei beugen sie die Knie, wobei die Füße und Knie leicht nach außen gedreht werden. Die Bauch- und Gesäßmuskulatur wird fest angespannt, um ein Hohlkreuz zu vermeiden.

Nun laufen diese Pärchen entweder seitwärts oder einer vorwärts, der andere rückwärts, so schnell wie möglich, zum anderen Beckenende und wieder zurück. Dabei darf der Ball nicht verloren werden. Das Pärchen schließt sich hinten an und das nächste Pärchen startet.

Es hat die Riege gewonnen, die am schnellsten den „Balltransport" beendet hat.

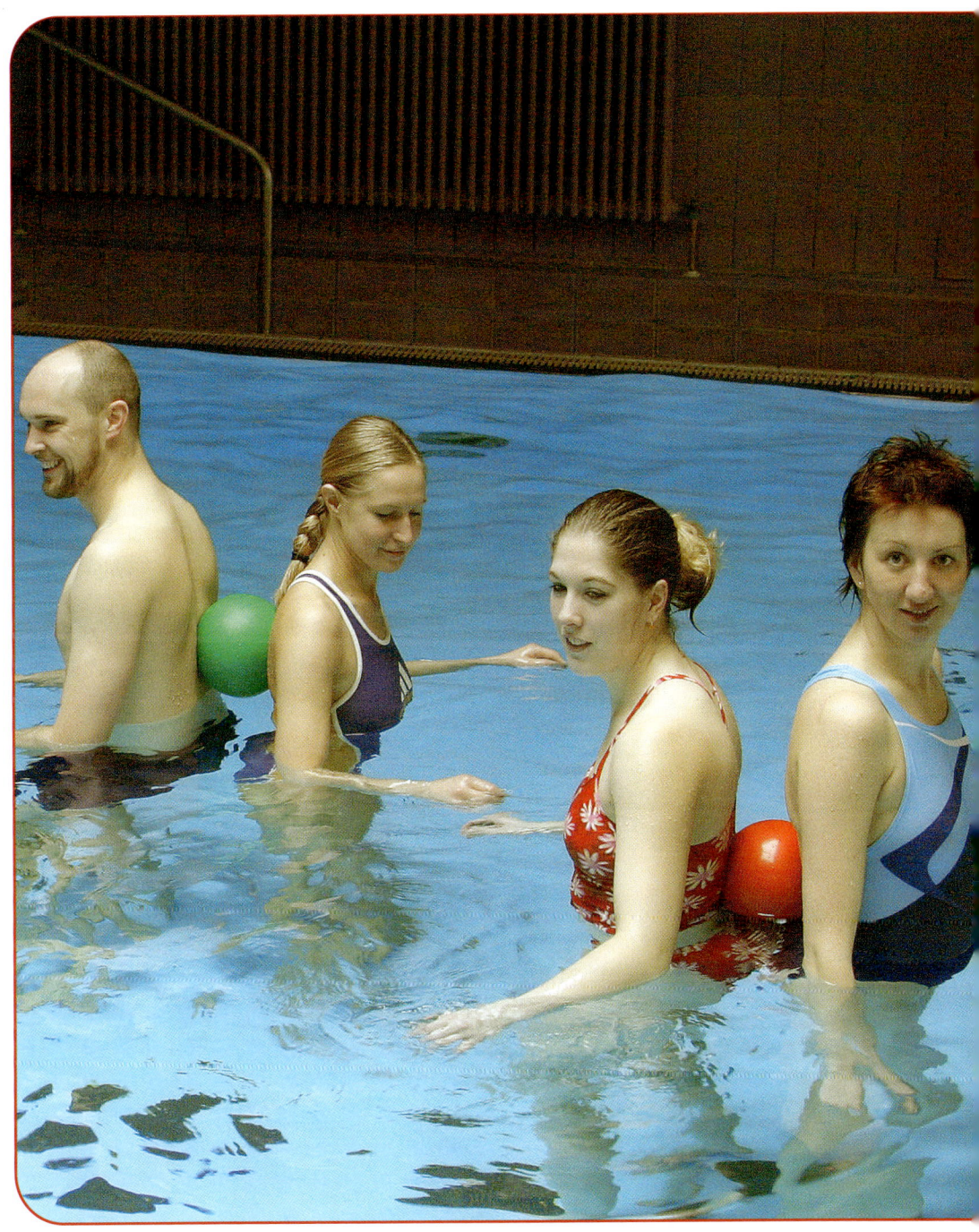

6 Die Schulter

Das Schultergelenk, das beweglichste Gelenk des Körpers, besteht aus einem Oberarmknochen, der in einen runden Kopf ausläuft und einer Gelenkpfanne, die durch eine senkrecht stehende Fläche am Schulterblatt gebildet wird. Das Schulterdach ist ein Ausläufer der Schulterblattgräte. Diese Konstruktion wird als Schultergürtel bezeichnet (vgl. Abb. 14, 15).

Die Bewegungsmöglichkeiten der Schulter sind: Hochheben (Elevation oder Beugung), Nach-Hinten-Bewegen (Streckung oder Retroversion), Abspreizung (Abduktion), Anspreizung (Adduktion), Außen- und Innendehnung sowie das Vornherumführen (Circumduktion). Gerade diese Kombinationsmöglichkeiten gewährleisten das große Bewegungsrepertoire der Schulter. Indirekt werden die Bewegungen des Oberarms durch die Muskulatur des Schulterblattes ermöglicht, da sie das Schulterblatt auf dem Brustkorb gleiten und drehen lassen. Wäre das Schulterblatt auf dem Brustkorb fixiert, könnte der Arm nur etwa bis zu einem Winkel von 70° angehoben werden.

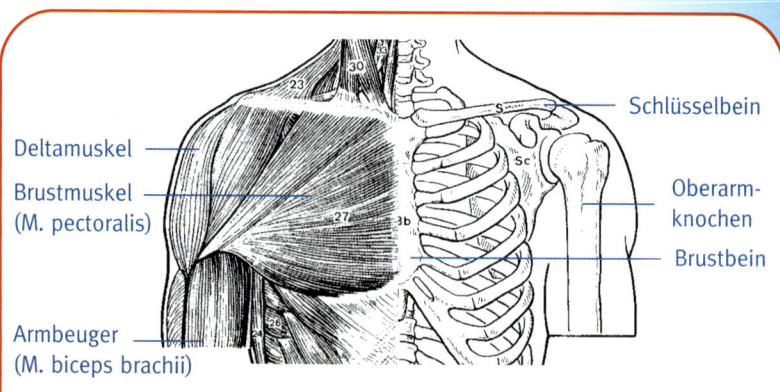

Abb. 14: **Knochen und Muskeln der Schulter von vorne (vgl. Herzog, 1981)**

Das Gelenk wird nur über die Bänder und die Muskulatur stabilisiert. Die Muskeln, die eine stabilisierende und aktive Funktion besitzen, sind rund um die Schulter zu finden. Sie entspringen am Brustbein, Schulterdach, Schulterblatt und am Schulterkopf. Sie nehmen direkt Einfluss auf die Bewegungen des Oberarmknochens. Die Brustmuskulatur (M. pectoralis major und minor) zieht die Schulter nach vorn unten zusammen. Der die Schulter formende Deltamuskel ist bei allen Bewegungen durch seine verschiedenen Anteile beteiligt.

Der breite Rückenmuskel (M. latissimus dorsi) dreht die Schulter nach innen und zieht sie zurück. Es gibt einen engen Zusammenhang zwischen der Schulterbeweglichkeit und der Beweglichkeit der Wirbelsäule. Wenn beispielsweise ein Rundrücken besteht, ist es nicht mehr möglich, den Arm in die Senkrechte zu heben, ohne in ein Hohlkreuz zu verfallen. Auch bei sehr einseitiger Tätigkeit entwickelt sich allmählich eine Verkürzung des Brustmuskels, wodurch der Schultergürtel immer stärker nach vorn gezogen wird. Gelenkigkeitseinbußen und Verspannungen sind die Folge.

Bei Einsteifung der Brustwirbelsäule werden alle Bewegungen hauptsächlich direkt über das Schultergelenk ausgeführt, sodass die Muskulatur und die Sehnen der Schulter sehr stark belastet werden. Schmerzen und Entzündungen können die Folge sein.

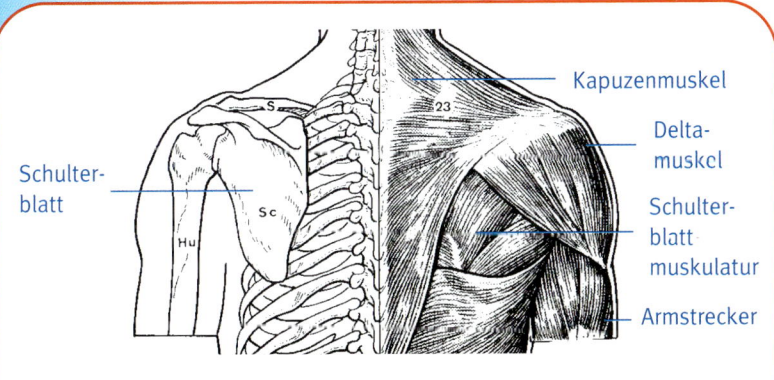

Kapuzenmuskel

Delta-muskcl

Schulter-blatt muskulatur

Armstrecker

Schulter-blatt

Abb. 15: Knochen und Muskeln der Schulter von hinten (vgl. Herzog, 1981)

6.1 Dehnungsübungen

Übung 29a Hängedehnung

Beschreibung: Man steht frontal vor der Wand, greift mit beiden Händen in doppelter Schulterbreite zur Überlaufrinne oder Stange und geht so weit rückwärts, bis die Hüften einen Beugewinkel von 90° haben und der Rücken parallel zur Wasseroberfläche verläuft. Die Arme sind gestreckt.

Das Brustbein wird senkrecht in Richtung Boden heruntergedrückt, was durch eine langsame Ausatmung verstärkt wird, bis ein Dehngefühl in den Schultern auftritt.

Wirkungsweise: Dehnung der Brustmuskulatur; Mobilisation der Schultergelenke; Verbesserung der Streckfähigkeit der Brustwirbelsäule.

Fehler: Die Wirbelsäule wird gerundet.

Korrektur → Die Schultern in Richtung Boden herunterdrücken, das Gesäß nach hinten herausschieben, den Kopf in Verlängerung der Wirbelsäule halten.

Fehler: Die Knie werden gestreckt.

Korrektur → Die Knie anbeugen, da nicht die Kniebeuger gedehnt werden sollen.

Dauer: 30 Sekunden.
Anzahl der Wiederholungen: 4-5.

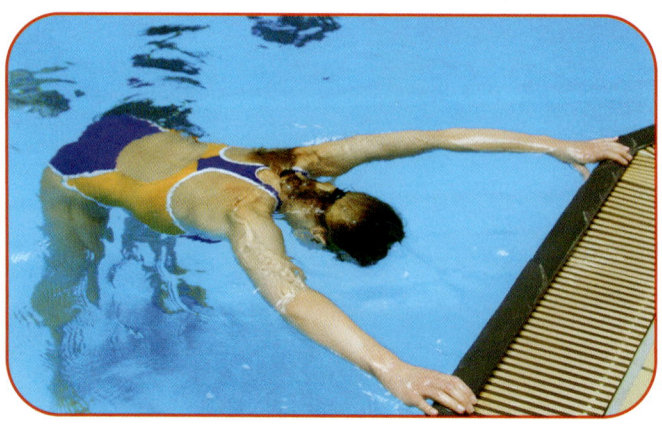

Schürzengriffdehnung

Übung 29b

Beschreibung: Die Ausgangsstellung ist der Stand, wobei sich die Schultern unter Wasser befinden sollten, um den Auftrieb und die Wassertemperatur zu nutzen. Gegebenenfalls beugt man die Kniegelenke oder kniet sich auf den Beckenboden. Die Hände werden hinter dem Rücken verschränkt, als ob eine Schürze zugebunden würde. Die Ellbogen werden gestreckt.

Nun werden die Arme gestreckt nach hinten oben bewegt, wobei der Oberkörper aufrecht bleibt und die Bauch- und Gesäßmuskulatur angespannt wird.

Wirkungsweise: Dehnung der Brustmuskulatur; Mobilisation der Schultergelenke.

Fehler: Vorlage des Oberkörpers.

Korrektur → Die Schultern nach hinten unten zusammenziehen.

Fehler: Die Wirbelsäule nimmt eine Hohlkreuzstellung ein.

Korrektur → Die Bauch- und Gesäßmuskulatur anspannen.

Dauer: 20 Sekunden.

Anzahl der Wiederholungen: Vier.

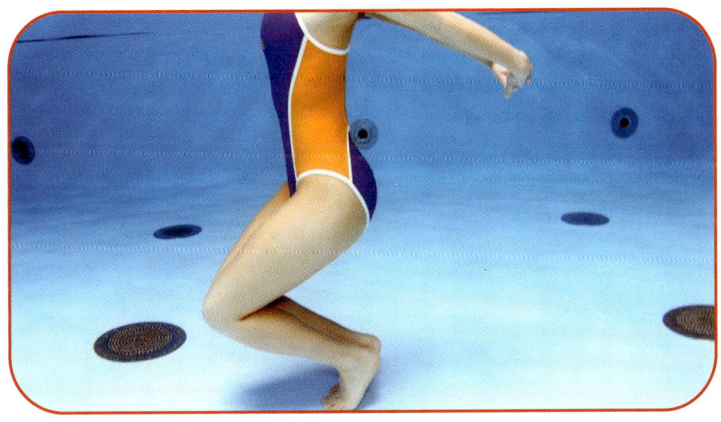

6.2 Übungen alleine ohne Gerät

Übung 30a Klatschen

Beschreibung: Man steht aufrecht und die Schultern befinden sich im Wasser. Gegebenenfalls geht man etwas in die Knie. Die Arme werden nun gestreckt in Brusthöhe durch das Wasser nach vorn und hinten bewegt, wobei das Ziel ist, in die Hände zu klatschen. Je schneller man diese Bewegungen ausführt, desto größer ist der Kräftigungseffekt.

Wirkungsweise: Kräftigung der Schulterblatt- und Schultermuskulatur; Verbesserung der Koordination.

Fehler: Der Oberkörper wird mitbewegt.

Korrektur → Oberkörper durch Bauch- und Gesäßmuskelanspannung stabilisieren.

Anzahl der Wiederholungen: 3*20.

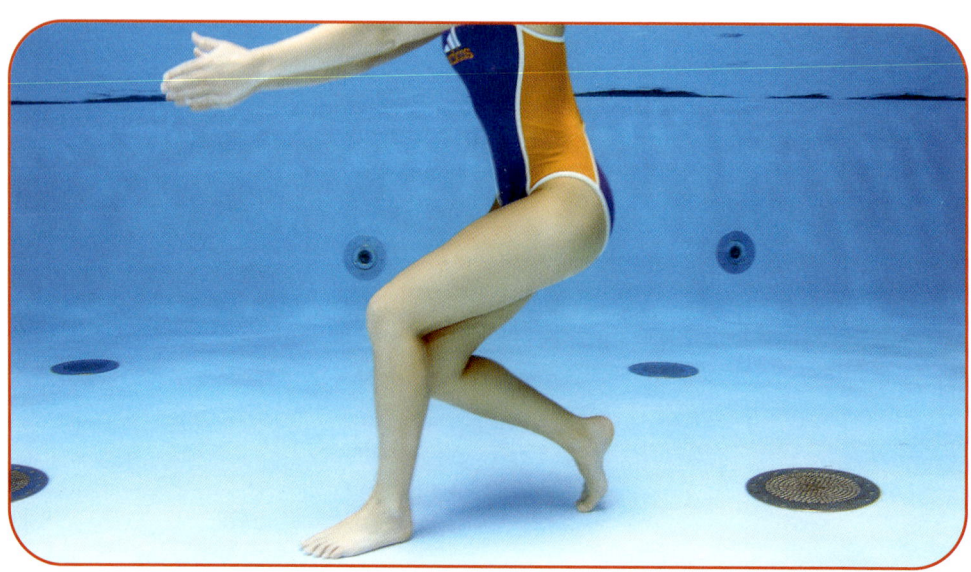

Fensterputzen

Beschreibung: Ausgangsstellung ist der aufrechte Stand, wobei sich die Schultern unter Wasser befinden. Falls das Wasser zu flach sein sollte, kniet man sich entweder hin oder geht in die Hocke.

Die gestreckten Arme, die im Winkel von 90° seitlich angehoben werden, vollziehen gemeinsam Kreisbewegungen, wobei die Handrücken Richtung Gesicht gezogen werden. Man putzt quasi mit den Handinnenflächen kreisförmig imaginäre Fensterscheiben.

Je größer die Kreisbewegungen ausgeführt werden, desto stärker wird die Beweglichkeit der Schultergelenke gefördert. Je kleiner die Kreisbewegungen sind, desto mehr Haltearbeit müssen die Schultermuskeln leisten und die Kraftkomponente wird gefördert.

Wirkungsweise: Verbesserung der Schulterbeweglichkeit; Kräftigung der Schulter- und Armmuskulatur.

Fehler: Die Ellbogen werden gebeugt.

Korrektur → Komplette Streckung der Arme.

Fehler: Die Schultern werden hochgezogen.

Korrektur → Schultern nach hinten unten zusammenziehen.

Dauer: 30-45 Sekunden.

Anzahl der Wiederholungen: 3*5.

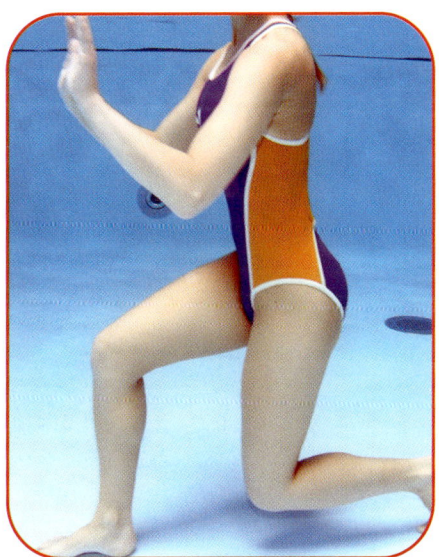

Übung 30c   Verkehrspolizist

Beschreibung: Ausgangsstellung ist der aufrechte Stand im Wasser, die Arme liegen neben dem Körper. Nun werden die Arme über die Seite wechselnd auf- und abbewegt. Die Arme bleiben dabei gestreckt. Wenn der rechte Arm sich neben dem Kopf befindet, bleibt der linke Arm neben dem Körper, dann wird gewechselt.

Liegt der Wunsch zur Beweglichkeitserweiterung vor, werden die Arme langsam bewegt, soll die Schultermuskulatur gekräftigt werden, werden die Arme schnell durch das Wasser gezogen.

Der Körper bleibt dabei so ruhig wie möglich auf dem Wasser liegen, indem man die Bauch- und Gesäßmuskulatur anspannt.

Wirkungsweise: Kräftigung der Schultermuskulatur; Verbesserung der Schultergelenksbeweglichkeit.

Fehler: Die Ellbogen werden angewinkelt.

Korrektur → Arme gestreckt durch das Wasser führen.

Anzahl der Wiederholungen: 3*20.

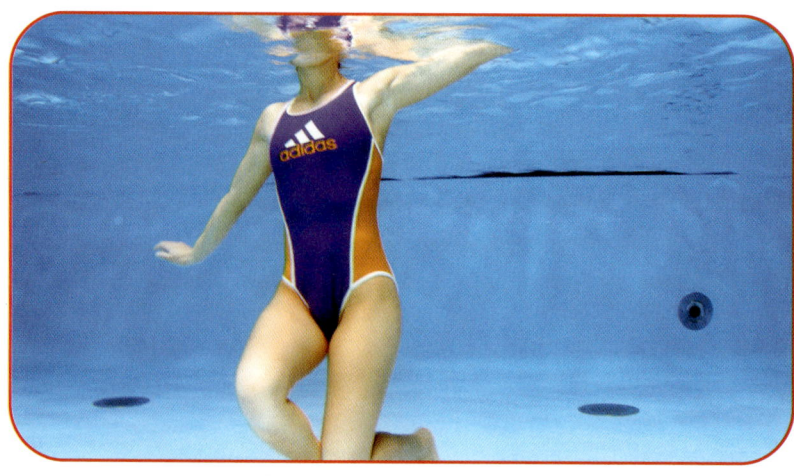

Übungen alleine mit Gerät

6.3
Übung 31a

Schulterzug

Beschreibung: Man liegt in Rückenlage auf dem Wasser und hält in den Händen ein an den Seiten gegriffenes Schwimmbrett. Nun wird es hinter den Kopf geführt und mit der längeren Schmalseite in das Wasser gesetzt. Die Arme werden gestreckt nach oben gehalten. Das Brett wird mit einem schnellen Zug zum Kopf bewegt und anschließend wieder rasch nach oben weggeschoben. Die Bewegungen werden so ausgeführt, als ob man Wasser zu sich heranziehen und wegschieben will.

Wirkungsweise: Kräftigung der Schulter- und Rückenmuskulatur.

Fehler: Das Kinn wird nach vorn herausgeschoben.

Korrektur → Das Kinn Richtung Brust ziehen.

Fehler: Hochgezogene Schultern während des Herunterziehens des Bretts.

Korrektur → Die Schultern nach hinten unten zusammenziehen.

Anzahl der Wiederholungen: 3*15.

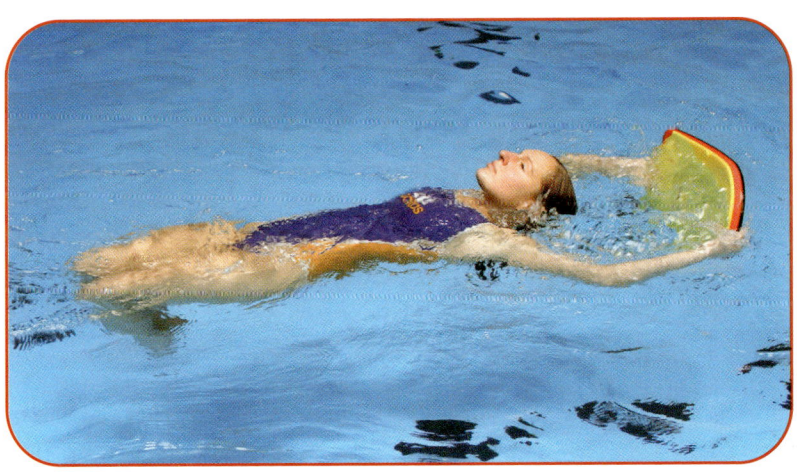

Übung 31b   Stabübung

Beschreibung: Man steht aufrecht im Wasser und geht so weit in die Knie, bis sich die Schultern unter Wasser befinden. Beide Hände halten einen Stab quer, wobei der Abstand der Hände etwa 60 cm beträgt. Es wird Spannung in den Armen aufgebaut, indem der Stab auseinander gezogen wird. Nun wird der Stab in die Hochhalte geführt, wobei die Ellbogen nicht überstreckt werden. Anschließend wird der Stab mit gestreckten Armen wieder vor dem Körper heruntergenommen.

Wenn man die Schultergelenkigkeit verbessern möchte, erfolgt die Ausführung langsam. Bei Kräftigungsabsicht sollte der Stab rasch auf- und abbewegt werden.

Wirkungsweise: Kräftigung der abspreizenden Schultermuskulatur (Deltamuskel) und des Armstreckers (M. triceps brachii); Verbesserung der Beweglichkeit der Schultern.

Fehler: Der Rücken nimmt während des Stabhebens eine Hohlkreuzstellung ein.

Korrektur → Bauch- und Gesäßmuskulatur anspannen, die Wirbelsäule gegen eine Wand drücken.

Anzahl der Wiederholungen: 3*12.

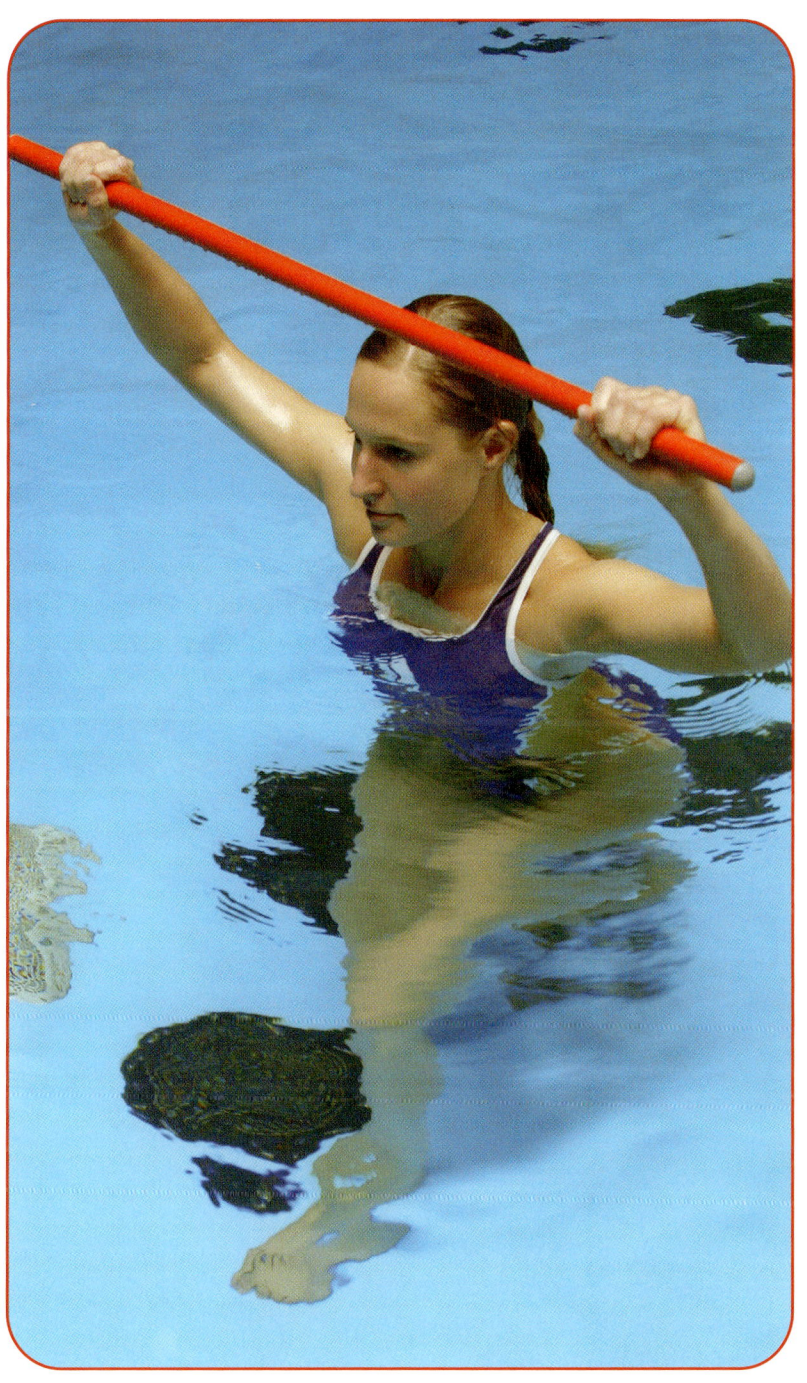

6.4 Partnerübung ohne Gerät
Übung 32 U-Halte

Beschreibung: Ausgangsstellung von A ist entweder die Rückenlage oder Bauchlage (Kopf wird gestreckt im Wasser gehalten), wobei die Arme im Schultergelenk und in den Ellbogen einen 90°-Winkel haben (die Arme befinden sich in U-Stellung). Wenn die Brustwirbelsäulenmuskulatur gestärkt werden soll, liegt man auf dem Bauch. Bei Kräftigung der Brust- und Bauchmuskulatur befindet man sich in der Rückenlage.

B steht am Kopfende von A und drückt die Unterarme von A leicht nach unten, wogegen sich A durch Gegendruck wehrt. Eine Anspannung ist die Folge. Damit A nicht unter Wasser gedrückt wird, muss er die maximale Körperspannung aufrechterhalten.

Wirkungsweise: Kräftigung der Schultermuskulatur. In Bauchlage: Kräftigung des Rückenstreckers (M. erector truncae). In Rückenlage: Kräftigung der Brustmuskulatur (M. pectoralis maj. und min.).

Fehler: A wird unter Wasser gedrückt.

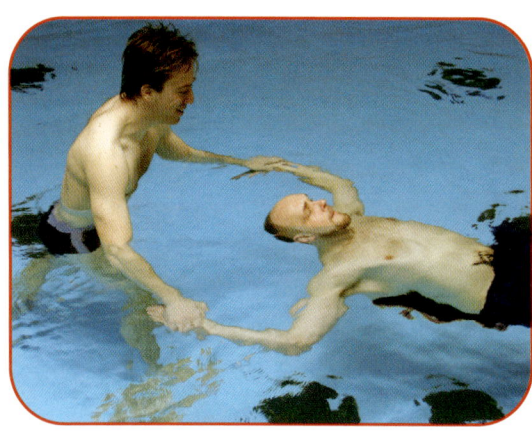

Korrektur → B muss weniger Widerstand geben.

Fehler: A weicht während der Anspannung in ein Hohlkreuz aus.

Korrektur → Bauch- und Gesäßmuskulatur anspannen.

Dauer: 20 Sekunden.

Anzahl der Wiederholungen:
3*5 pro Partner.

Partnerübung mit Gerät

6.5
Übung 33

Eisenbahn

Beschreibung: Die Partner stehen eine 3/4 Stablänge entfernt hintereinander. Sie sind auf beiden Seiten mit je einem Stab verbunden, den sie in den Händen halten. Sie gehen durch das Schwimmbecken und schwingen die Arme dabei weit vor und zurück. Durch das gemeinsame Halten der Stäbe schwingen bei beiden z. B. die rechten Arme nach vorn und die linken Arme nach hinten.

Wenn man den Auftrieb und das warme Wasser ausnutzen möchte, kniet oder hockt man sich ins Wasser, sodass sich die Schultern unter Wasser befinden. Die Arme schwingen wieder hin und her. Dabei fällt die Fortbewegung im Becken aus.

Wirkungsweise: Mobilisation der Schultergelenke; Verbesserung der Koordination.

Fehler: Einer der Partner hat eine schmerzhafte Schulter.

Korrektur → Der andere passt seine Bewegungen dem Vermögen des Betroffenen an.

Dauer: 1-2 Minuten.

Anzahl der Wiederholungen: 4-5.

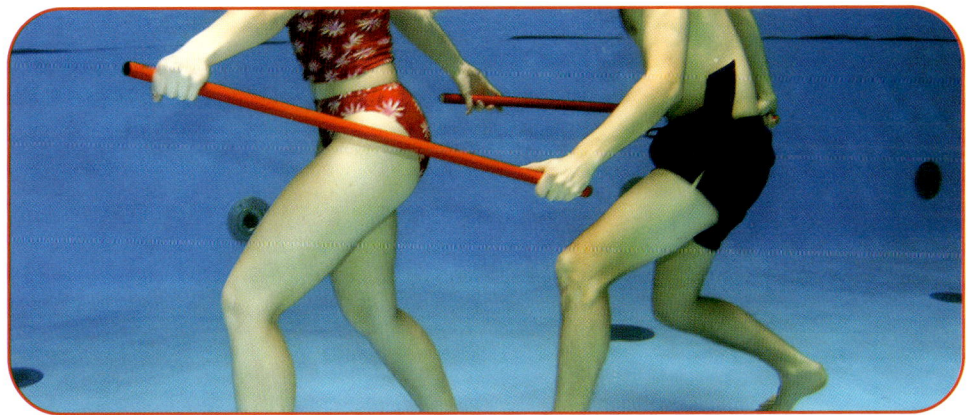

6.6 Spiel ohne Gerät

Übung 34 — Weitsprung

Beschreibung: Alle Teilnehmer einer Gruppe spielen gegeneinander. Aufgabe ist es, von einer Markierung aus, so weit wie möglich, nach vorn in die Bauchlage abzuspringen und die Arme dabei von oben, so weit wie möglich, nach vorn in das Wasser greifen zu lassen. Wenn man sich dann in der Bauchlage befindet, ziehen die Arme rasch einmal durch das Wasser nach hinten. Dann richtet man sich in den Stand auf.
Wer am weitesten gesprungen ist, hat gewonnen.

Wirkungsweise: Kräftigung der Schulter- und Armmuskulatur; Verbesserung der Schulterbeweglichkeit; Verbesserung der Sprungkraft.

Fehler: Der Absprung wird zu sehr nach oben gerichtet.

Korrektur → Absprung nach vorn richten.

Fehler: Die Arme fassen zu wenig Wasser.

Korrektur → Arme weit nach vorn bringen und dabei gestreckt lassen.

Anzahl der Wiederholungen: Mindestens 3*5.

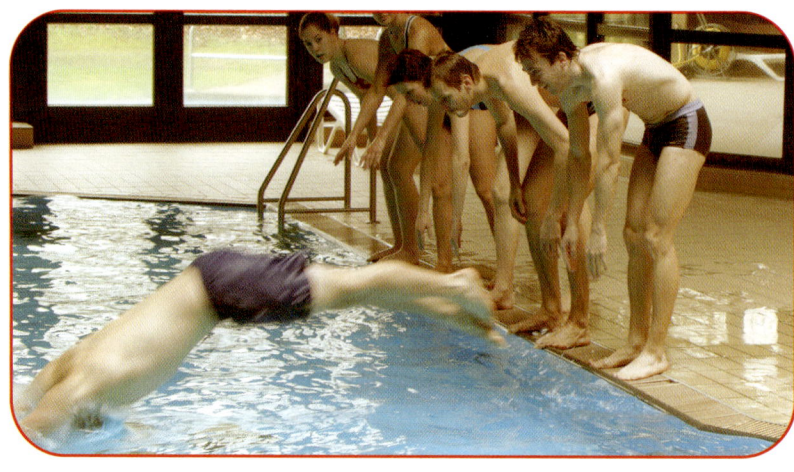

Spiel mit Gerät

Wasserball

Beschreibung: Es werden zwei gleich starke Mannschaften gebildet. Das Spielgerät ist entweder ein regulärer Wasserball oder, als Ersatz dienend, ein Gymnastikball. Es werden jeweils an den Beckenenden Tore festgelegt.

Ziel ist es, durch schnelles, mindestens dreimaliges Zuwerfen des Balls die gegnerische Mannschaft auszuspielen und Tore zu werfen. Nur *Heber* werden als Tore gewertet, damit man durch zu feste Würfe nicht die Freude am Spiel verliert. Die gegnerische Mannschaft versucht, dies durch rechtzeitiges Eingreifen und Stören zu verhindern. Wenn dies nicht gelingt, wehrt ein vorher bestimmter Torhüter den Wurf ab. Bei Torerfolg wechselt der Ballbesitz und die andere Mannschaft greift an.

Die Fortbewegung im Wasser kann schwimmend oder laufend erfolgen.

Wirkungsweise: Kräftigung der Schultermuskulatur; Mobilisation des Schultergelenks; Verbesserung der Ausdauerfähigkeit.

Dauer: 2*7 Minuten.

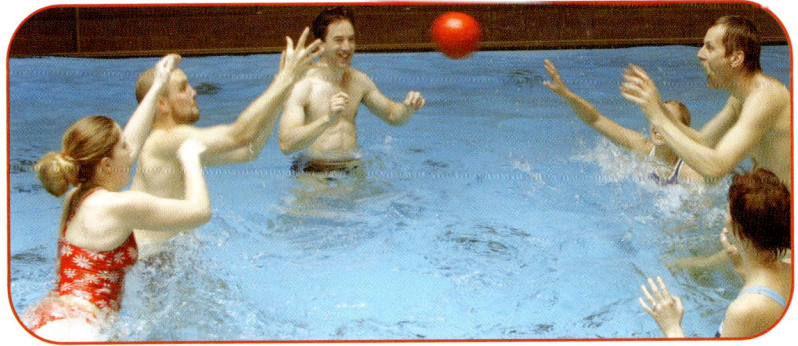

7 Der Arm

Der Arm besitzt einen Oberarmknochen, zwei Unterarmknochen (Elle und Speiche) und Handknochen. Das Ellbogengelenk, das am kompliziertesten gebaute Gelenk des Körpers, wird durch den Oberarmknochen und die Unterarmknochen gebildet. Die Hand besteht aus zahlreichen kleinen Knochen und besitzt mit den Unterarmknochen eine gelenkige Verbindung (vgl. Abb. 16, 17).

Die Bewegungen, die das Ellbogengelenk verrichten kann, sind Beugung (Flexion), Streckung (Extension), Drehung der Hand nach unten (Pronation) und nach oben (Supination). Die Muskulatur, die dies ermöglicht, befindet sich am Oberarm. Für die Beugung des Ellbogens ist der *Imponiermuskel*, der M. biceps brachii, zuständig. Die Streckung wird durch den M. triceps brachii ausgeführt. Die Drehung der Unterarme wird durch Muskeln aktiv gesteuert, die hauptsächlich am Unterarm zu finden sind.

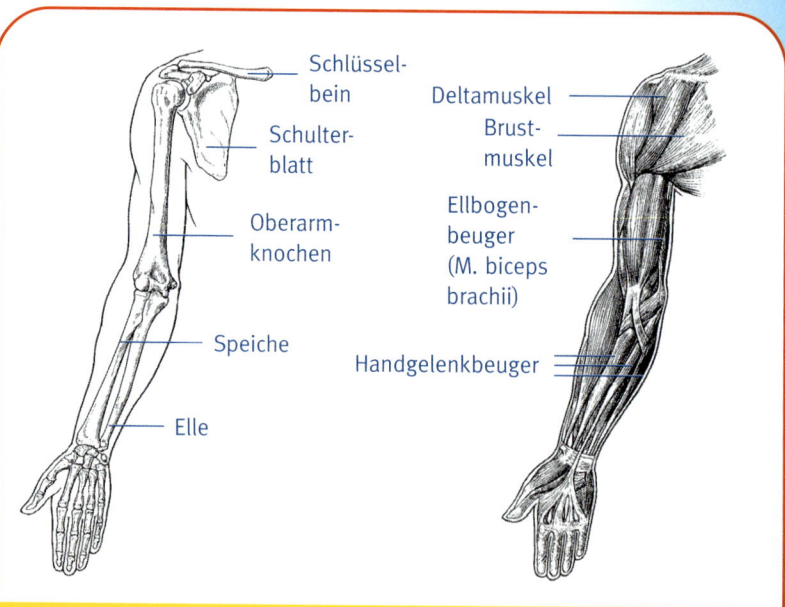

Abb. 16: Rechter Arm von vorne, links Knochen, rechts Muskeln (vgl. Herzog, 1981)

Die Armmuskulatur ist häufig nicht sehr kräftig, da sie keine Haltefunktion z. B. beim Sitzen oder Gehen besitzt. So werden sie nur kräftig angespannt, wenn etwas Schweres angehoben oder weggeschoben werden muss. Teilweise besitzen die Oberarmmuskeln auch Ausläufer, die an der Schulter entspringen, sodass sie dort unterstützende Bewegungsfunktion haben.

Die Unterarmmuskulatur, die für die Beugung und Streckung des Handgelenks zuständig ist, neigt bei einseitiger Belastung (z. B. Unkraut jäten, falsche Technik beim Tennisspielen) zu schmerzhafter Verkrampfung und kann auch entzündlich werden. Als Beispiel wäre der berühmte und gefürchtete, Tennisarm zu nennen.

Um diesen Muskelungleichgewichten (Dysbalancen) vorzubeugen, sollte die Dehn- und Kraftfähigkeit der gesamten Armmuskulatur regelmäßig trainiert werden.

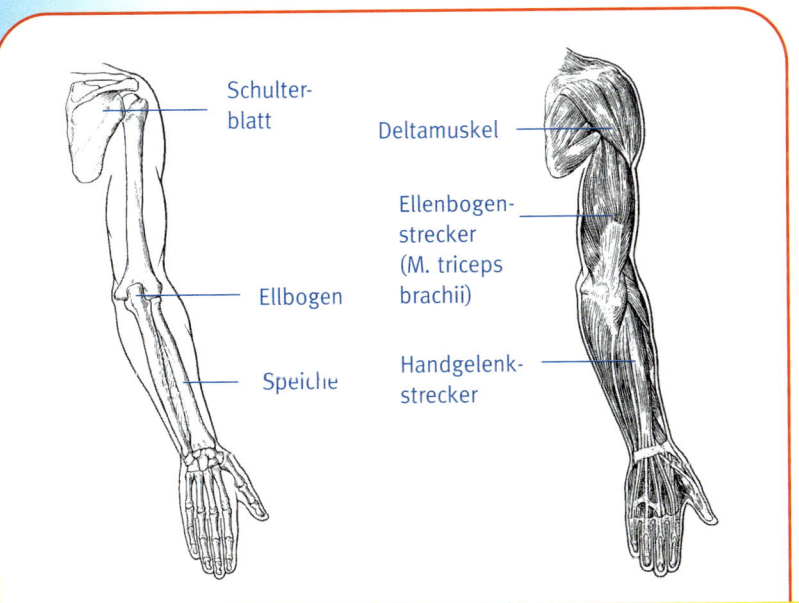

Abb. 17: Rechter Arm von hinten, links Knochen, rechts Muskeln (vgl. Herzog, 1981)

7.1 Dehnungsübungen
Übung 36a Tennisaufschlag-Dehnung

Beschreibung: Die Dehnung wird im Stand ausgeführt, aber wenn man die Temperatur des Wassers ausnutzen möchte, geht man so weit in die Knie, dass sich der Schultergürtel unter Wasser befindet.
Nun wird der rechte Arm seitlich bis zum Ohr angehoben. Der Ellbogen wird hinter dem Kopf maximal angebeugt. Nun greift die linke Hand an den rechten Ellbogen und zieht ihn nach links herüber. Dabei bleibt der Körper aufrecht.

Wirkungsweise: Dehnung des Ellbogenstreckers (M. triceps brachii) und der an der Achselhöhle befindlichen Schultermuskulatur.

Fehler: Der Körper wird mit zur Seite bewegt.

Korrektur → Oberkörper senkrecht halten, da keine Flankendehnung erfolgen soll.

Dauer: 20 Sekunden.

Anzahl der Wiederholungen: Vier pro Arm.

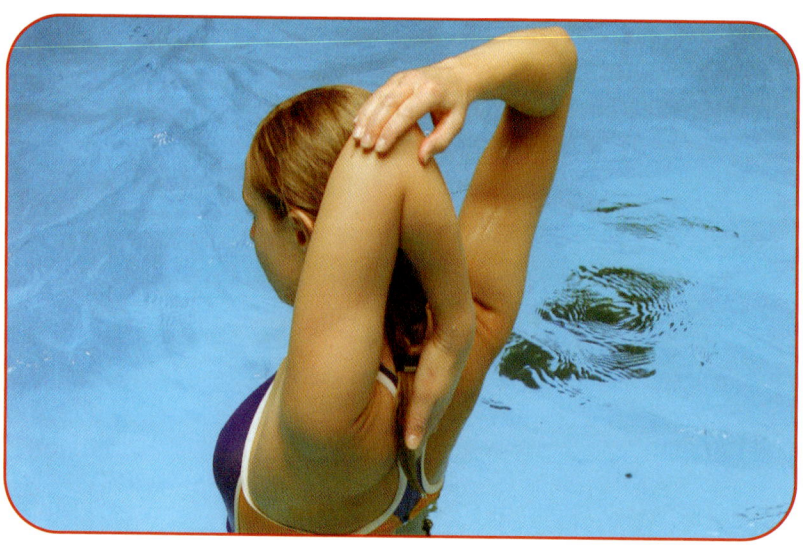

Beugerdehnung

Übung 36b

Beschreibung: Man steht mit dem Gesicht zur Wand, die kompletten Handinnenflächen werden in Schulterhöhe gegen die Wand gedrückt. Dabei werden die Hände so weit nach außen gedreht, bis die Finger nach unten zeigen. Die Ellbogen werden jetzt maximal gestreckt, indem man die Ellbeugen Richtung Decke herausschiebt. Zur Verstärkung der Dehnung geht man in die Knie, während die Hände an derselben Stelle bleiben. Sie bewegen sich nicht mit.

Wirkungsweise: Dehnung des Ellbogenbeugers (M. biceps brachii) und der Handgelenkbeuger.

Fehler: Die Handinnenflächen lösen sich von der Wand.

Korrektur → Aktives Drücken der Hände gegen die Wand.

Dauer: 20-30 Sekunden.

Anzahl der Wiederholungen: Vier pro Seite.

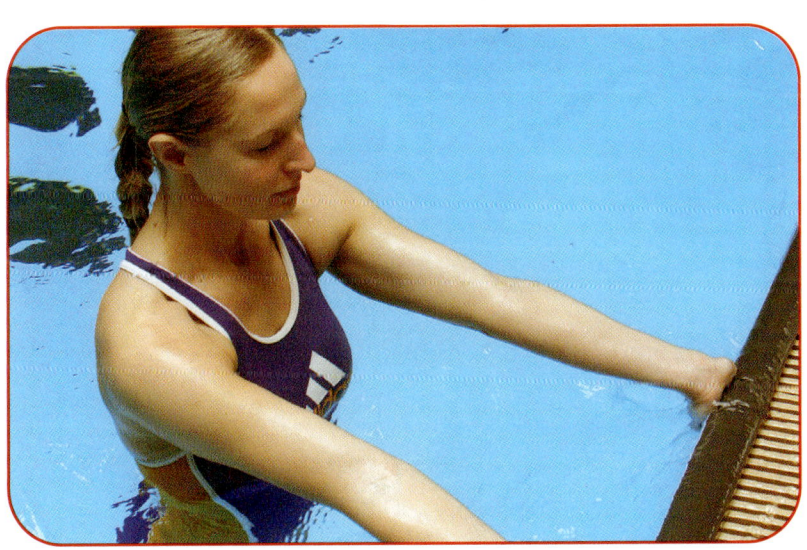

Übung 36c Streckerdehnung

Beschreibung: Die Arme hängen im Wasser. Der linke Ellbogen und das linke, mit der Handinnenfläche nach unten zeigende Handgelenk werden angebeugt. Die rechte Hand drückt die linke Hand noch stärker in die Beugung, während der Ellbogen langsam maximal gestreckt wird.

Wirkungsweise: Dehnung des Handhebers (Handgelenkstrecker).

Fehler: Die Hand wird während der Dehnung angehoben.

Korrektur → Die Hand wird durch die andere Hand in der Beugestellung fixiert.

Dauer: 20 Sekunden.

Anzahl der Wiederholungen: Vier pro Seite.

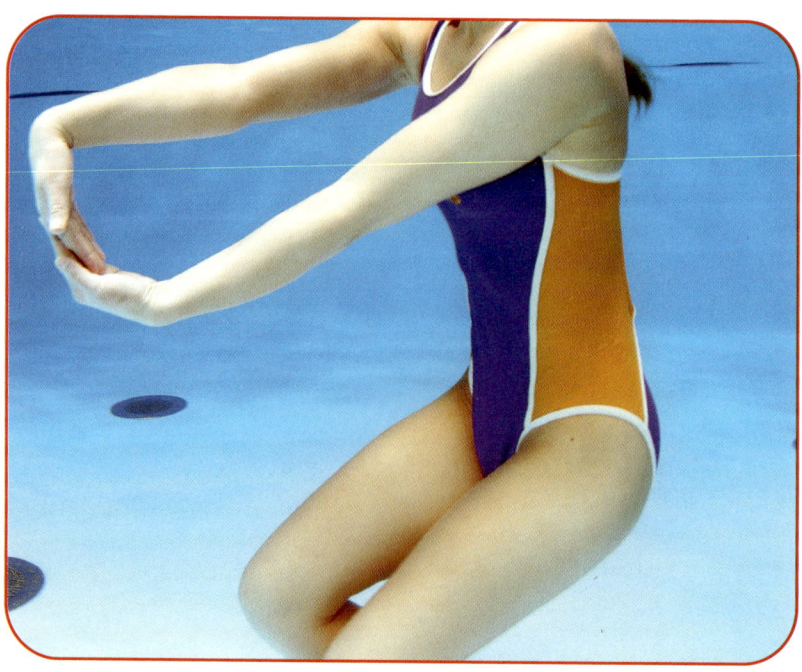

Übungen alleine ohne Gerät

Wutanfall

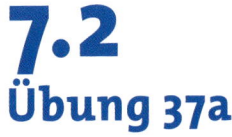

7.2
Übung 37a

Beschreibung: Die Wassertiefe sollte so beschaffen sein, dass sich mindestens die Unterarme im Wasser befinden. Es werden die Hände zu Fäusten geballt und nun die Unterarme gegengleich im schnellen Wechsel auf- und abbewegt, als ob man vor Wut auf den Tisch trommeln würde.

Wirkungsweise: Kräftigung der Ellbogenbeuger (M. biceps brachii) und -strecker (M. triceps brachii).

Fehler: Die Schultern bewegen sich mit.

Korrektur → Die Schultern ruhig halten.

Dauer: 20-30 Sekunden.

Anzahl der Wiederholungen: 3*8.

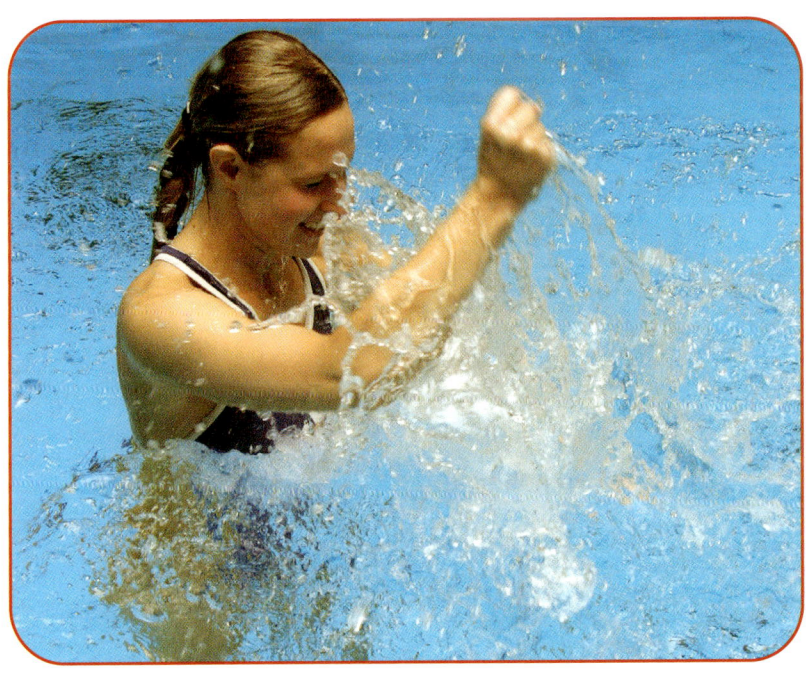

Übung 37b   Brustschwimmen

Beschreibung: Ausgangsstellung ist der aufrechte Stand, wobei man gegebenenfalls so weit in die Knie geht, bis sich die Schultern unter Wasser befinden. Nun führt man in der Horizontalen die Armbewegung aus, die beim Brustschwimmen eingesetzt wird. Die Hände werden vor der Brust zusammengelegt und die Arme nach vorn geführt. Nun werden die Handinnenflächen nach außen gedreht und das Wasser mit den Händen nach außen geschoben, bis die Arme wieder in der Körperebene liegen. Sie werden in den Ellbogen angewinkelt und die Hände vor der Brust wieder aneinander gelegt.
Je schneller die Bewegung ausgeführt wird, desto kräftigender wirkt sie.
Der Oberkörper wird in der aufrechten Haltung stabilisiert.

Wirkungsweise: Kräftigung der Schulter- und Armmuskulatur; Verbesserung der Schulterbeweglichkeit; Kräftigung der Brustwirbelsäulenmuskulatur.

Fehler: Der Oberkörper wird während der Schwimmbewegung nach vorn genommen.

Korrektur →   Bauch- und Gesäßmuskulatur anspannen; Schultern nach hinten unten zusammenziehen.

Dauer: 30 Sekunden.

Anzahl der Wiederholungen: 3*20.

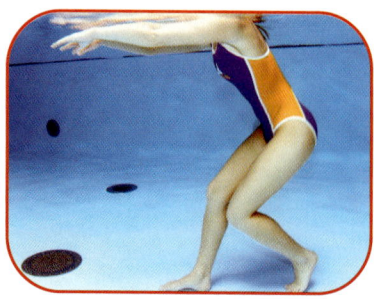 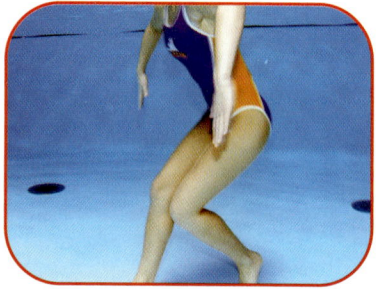

Wasserschöpfen

Beschreibung: Ausgangsstellung ist der aufrechte Stand im Wasser. Die lang gestreckten Arme greifen so weit wie möglich nach hinten, wobei die Handinnenflächen nach vorn zeigen. Nun bildet man mit den Händen kleine Schälchen und versucht, eine große Menge Wasser nach vorn zu schieben. Die Ellbogen werden während des Nachvorneziehens allmählich angebeugt. Anschließend werden die Arme wieder gestreckt nach hinten geführt.

Je schneller die Bewegung ausgeführt wird, desto kräftigender wirkt sie.

Der Oberkörper wird dabei aufrecht gehalten.

Wirkungsweise: Kräftigung des Ellbogenbeugers (M. biceps brachii) und -streckers (M. triceps brachii).

Anzahl der Wiederholungen: 3*15.

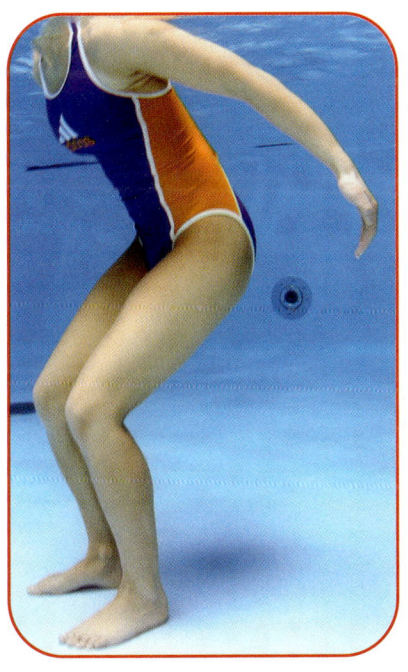
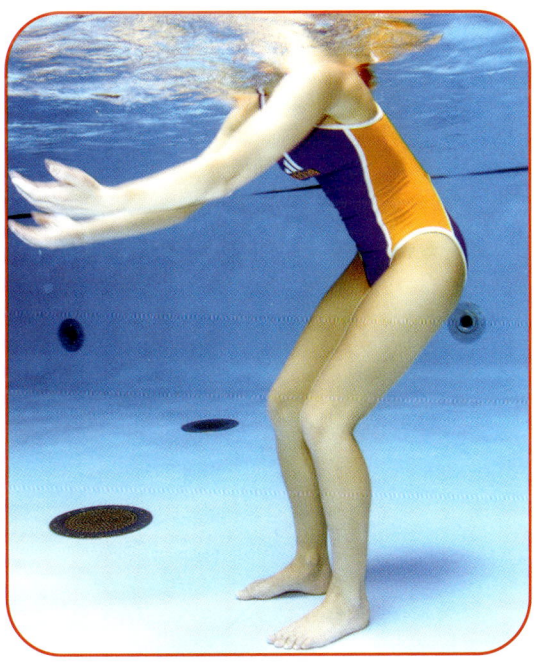

7.3 Übungen alleine mit Gerät
Übung 38c Einen Pezziball herunterdrücken

Beschreibung: Ausgangsstellung ist der aufrechte Stand im Wasser. Die Knie sind leicht gebeugt (ca. 30°), und die Bauch- und Gesäßmuskulatur wird fest angespannt. Die Hände umfassen seitlich einen großen Therapieball (wahlweise mit 55 oder 65 cm Durchmesser). Dabei werden die Ellbogen leicht angewinkelt. Die Hände versuchen, den großen Ball senkrecht unter Wasser zu drücken, was auf Grund des stark wirkenden Auftriebs fast unmöglich ist. Dadurch entsteht eine starke Anspannung in den Armen und im Rumpf. Der Atem sollte auf gar keinen Fall angehalten werden!

Wirkungsweise: Kräftigung des Ellbogenstreckers (M. triceps brachii); Stabilisation der Rumpfmuskulatur.

Fehler: Der Oberkörper wird während der Anspannung nach vorn genommen.

Korrektur → Aufrechte Körperhaltung beibehalten, die Schultern nach hinten unten zusammenziehen.

Dauer: 20 Sekunden.

Anzahl der Wiederholungen: 3*8.

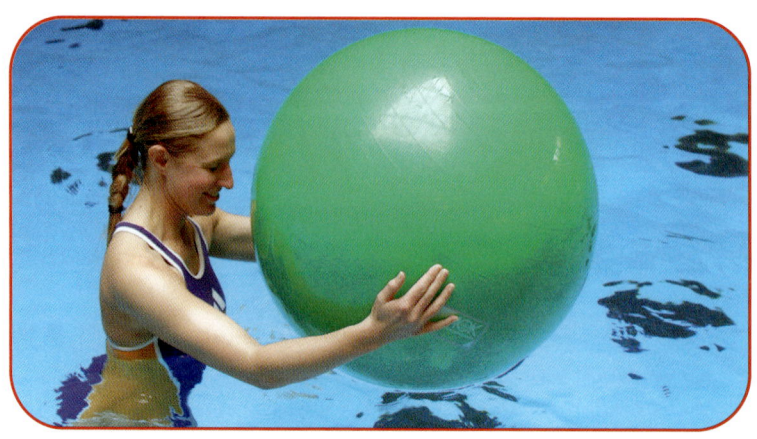

Ein Schwimmbrett schieben

Übung 38b

Beschreibung: Ausgangsstellung ist der aufrechte Stand, wobei die Schultern sich unter Wasser befinden sollten. Ein Schwimmbrett wird in Schulterhöhe in den Händen vor den Körper gehalten, wobei die flache Seite des Bretts zum Körper zeigt. Die Arme schieben nun das Brett gegen den wirkenden Wasserwiderstand nach vorn, bis die Arme gestreckt sind. Anschließend wird das Brett auf Brusthöhe zum Körper herangezogen. Dies wird mehrmals im Wechsel durchgeführt. Je schneller die Bewegung ausgeführt wird, desto größer ist die Kräftigungswirkung. Der Oberkörper bleibt aufrecht, die Bauch- und Gesäßmuskulatur wird fest angespannt und die Schultern werden nach hinten unten gezogen.

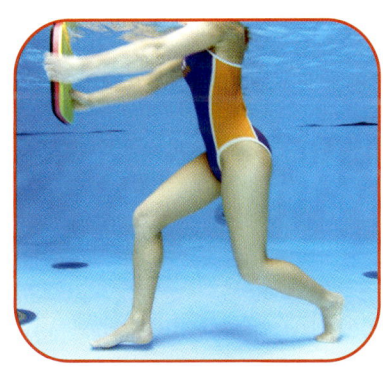

Wirkungsweise: Kräftigung des Ellbogenstreckers (M. triceps brachii) und -beugers (M. biceps brachii); Kräftigung der Schulterblattfixatoren.

Fehler: Die Schultern werden während der Bewegung hochgezogen.

Korrektur → Schultern nach unten ziehen.

Fehler: Die Knie strecken sich.

Korrektur → Kniebeugung beibehalten.

Anzahl der Wiederholungen: 3*20.

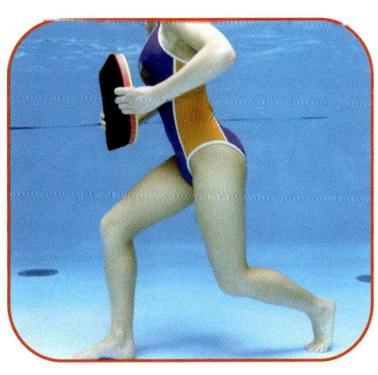

7.4 Partnerübung ohne Gerät
Übung 39 Liegestütz

Beschreibung: Die Partner stehen sich etwa eine Armlänge voneinander entfernt gegenüber und legen ihre Handinnenflächen auf Brusthöhe gegeneinander. Die Hände werden leicht nach innen gedreht gehalten. Die Partner drücken ihre Hände fest gegeneinander. Nun geben die Ellbogen beider Partner allmählich nach, sodass sie schräg stehen. Dann drücken sie sich wieder nach hinten, indem die Ellbogen wieder gestreckt werden. Je weiter die Partner auseinander stehen, desto schwieriger wird die Übung.

Wirkungsweise: Kräftigung der Ellbogenstrecker (M. triceps brachii) und der Schulterblattmuskulatur.

Fehler: Die Schulterblätter werden nach hinten herausgedrückt.

Korrektur → Die Schultern werden nach hinten unten zusammengezogen.

Fehler: Die Arme stemmen ungleichmäßig.

Korrektur → Das Körpergewicht gleichmäßig auf beide Hände verteilen und gleichmäßig nach hinten stemmen.

Fehler: Die Wirbelsäule sackt in eine Hohlkreuzstellung.

Korrektur → Bauch- und Gesäßmuskulatur anspannen.

Anzahl der Wiederholungen: 3*15.

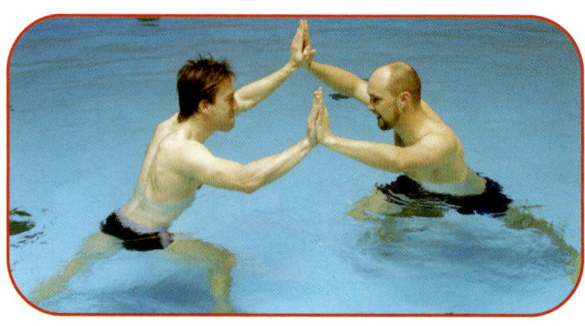

Partnerübung mit Gerät

Stabziehen

7.5
Übung 40

Beschreibung: Die Partner stehen sich gegenüber und halten auf Brusthöhe gemeinsam einen Gymnastikstab. A greift zwischen die Hände von B. Wenn A den Stab zu sich heranzieht, bremst B die Bewegung ab, indem er den Stab zu sich heranzieht. Es wird aber nur so viel Kraft eingesetzt, dass A den Stab noch an die Brust bewegen kann. Wenn A seine Ellbogen wieder streckt, erschwert B dies durch Gegendrücken. Dies wird mehrmals hintereinander durchgeführt. Dann werden die Rollen getauscht.

Wirkungsweise: Kräftigung der Ellbogenstrecker (M. triceps brachii) und -beuger (M. biceps brachii).

Fehler: Ungleichmäßiger Krafteinsatz.

Korrektur → Der Druck wird mit beiden Armen gleichmäßig ausgeübt.

Fehler: Oberkörper wird mitbewegt.

Korrektur → Oberkörper durch Bauch- und Gesäßmuskelanspannung stabilisieren.

Anzahl der Wiederholungen: 3*15.

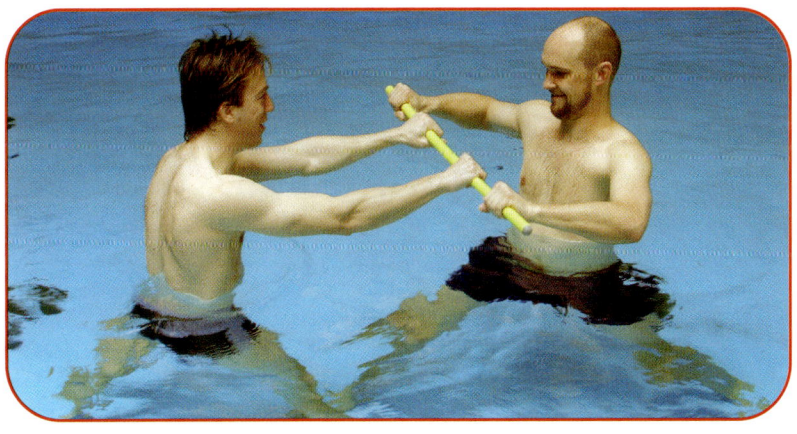

7.6 Spiel ohne Gerät

Übung 41 Dreierkette

Beschreibung: Es bilden sich Dreiergrüppchen, die nebeneinander Aufstellung nehmen. Der Abstand in einer Gruppe beträgt in etwa eine doppelte Armlänge. Der Mittelmann hebt beide Arme seitlich bis zum 90°-Winkel an, die beiden anderen nur den dem Mittelmann zugewandten Arm. Jetzt drücken alle die Handinnenflächen fest gegeneinander. Nun versuchen sie, so schnell wie möglich, gegen eine andere Gruppe von einem Beckenende zum anderen zu laufen, ohne den Handkontakt zu verlieren. Auf dem Rückweg geht ein anderer in die Mitte. Als Variation können die Außenläufer versuchen, den Mittelmann zu sich zu ziehen, der dies zu verhindern sucht.

Wirkungsweise: Kräftigung der Ellbogenstrecker (M. triceps brachii). Bei der Variation: Kräftigung der Ellbogenbeuger (M. biceps brachii), Kräftigung der Schultermuskulatur sowie Förderung der Ausdauer.

Fehler: Die Partner können keinen Druck mit den Händen entwickeln.

Korrektur →
Sie müssen sich etwas dichter zusammenstellen.

Anzahl der Wiederholungen:
Jeder sollte viermal als Mittelmann üben.

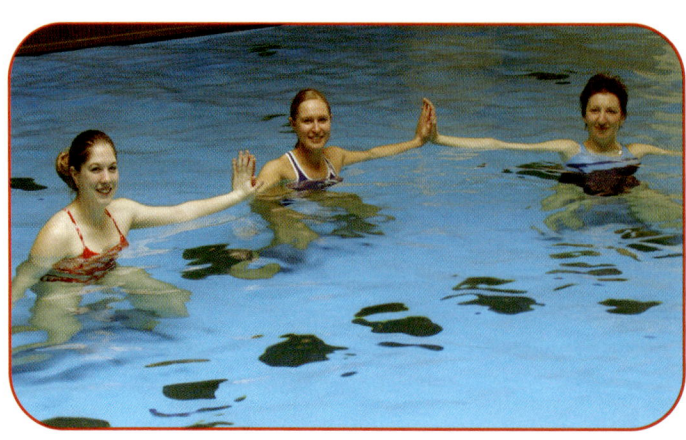

Spiel mit Gerät

Stockschießen

7·7
Übung 42

Beschreibung: Die Gruppe wird in zwei Mannschaften aufgeteilt, das Schwimmbecken wird quer in zwei Hälften geteilt. In beiden Hälften liegen zahlreiche Bälle (Anzahl der Teilnehmer = Anzahl der Bälle). Jeder Teilnehmer hält quer in seinen Händen einen Stab. Jede Mannschaft versucht, die Bälle aus seinem in das gegnerische Feld zu schießen. Das Ziel ist es, das eigene Feld ballfrei zu bekommen.

Wirkungsweise: Kräftigung des Ellbogenstreckers (M. triceps brachii).

Dauer: Mindestens zehn Minuten.

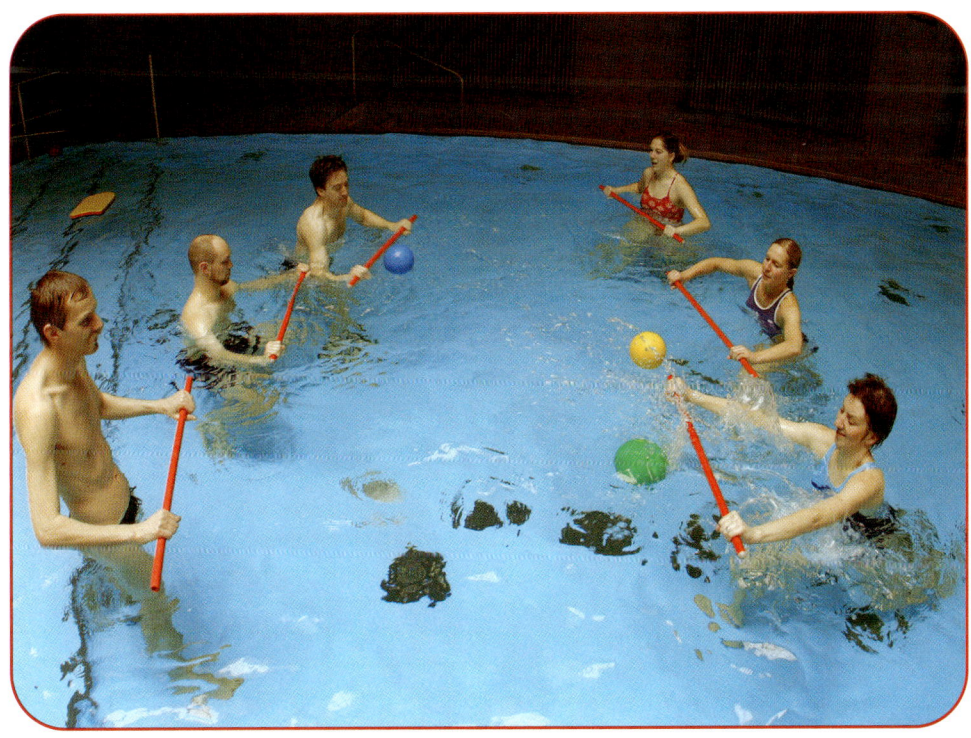

In diesem Kapitel werden weitere Übungsmöglichkeiten im Wasser vorgestellt. Diese können die Aquagymnastik sinnvoll ergänzen oder ausschließlicher Übungsgegenstand einer Sportstunde sein.

In diesem Zusatzangebot sind verschiedene Methoden zum Training der Ausdauer sowie unterschiedliche Übungsvarianten zur Erlangung von Entspannung und weitere Spielformen dargestellt. Abschließend werden zwei komplette Übungsprogramme beschrieben, die sich im Niveau unterscheiden. Ein leichtes und ein schweres Aquatrainingsprogramm werden anhand der Belastungs- und Ausführungsanforderungen der bisher gezeigten Übungen zusammengestellt. Damit soll ein direkter Einstieg in ein Aquatraining erleichtert werden. Jeder Übende kann das gezeigte Programm auch als Hilfestellung bzw. Ausgangsbasis benutzen, wonach er sich dann sein individuelles Aquatrainingsprogramm zusammenstellt.

1 Übungen zur Verbesserung der Ausdauer

Die Bedeutung und die Hintergründe des Ausdauertrainings wurden in Abschnitt II.3 vorgestellt. An dieser Stelle werden verschiedene Formen des Ausdauertrainings erläutert. Verzichtet wird hier auf die Beschreibung eines systematisch durchgeführten Schwimmtrainings. Es werden alternative Methoden vorgeschlagen, die das herkömmliche Training bereichern können.

Aquajogging

Die Möglichkeit, im Wasser zu laufen, wurde schon mehrfach erwähnt. Die Vorteile des Laufens oder Joggens im Wasser werden durch die physikalischen Eigenschaften des Wassers geschaffen. Der Auftrieb entlastet die Gelenke vom Körpergewicht, da der Körper gewissermaßen getragen wird. Dies ist, im Vergleich zum Joggen an Land, ein großer Vorteil, da beispielsweise ein Sportler nach einer Operation (z. B. Zustand nach Kreuzbandruptur), sehr frühzeitig, ohne die Gelenke zu sehr zu beanspruchen, seine Ausdauerfähigkeit wiederherstellen kann. Er gerät damit bezüglich seines Trainingszustandes, im Vergleich zur Konkurrenz, nicht zu sehr in Rückstand. Im Prinzip kann mit Aquajogging nach dem Fädenziehen begonnen werden.

Auch Personen mit schmerzhaften Gelenkveränderungen oder starkem Übergewicht können auf diese Art sehr gelenkschonend ihre Ausdauerfähigkeit trainieren. Schmerzende Gelenke sind häufig ein Grund dafür, dass sich das Herz-Kreislauf-System in einem untrainierten Zustand befindet, da Joggen oder Fahrradfahren an Land die Schmerzen oft verstärkt.

Der Wasserwiderstand bremst den sich vorwärts bewegenden Körper ab, sodass vermehrt Kraft aufgebracht werden muss, um eine bestimmte Strecke zurückzulegen. Dies erhöht die Belastung des Herz-Kreislauf-Systems und diese Belastung führt nach regelmäßigem Training zu einer deutlichen Verbesserung und Ökonomisierung im Herz-Kreislauf-System.

Durch die Komprimierung des Brustkorbs sowie des Bauchraums auf Grund des wirkenden Wasserwiderstandes wird während des Aquajoggings die einsetzende, verstärkte Atmung erschwert. Dies bewirkt nach einiger Zeit eine Kräftigung der Atemmuskulatur, was zur Verbesserung des aufgenommenen Atemvolumens beiträgt.

Es bieten sich zwei Varianten des Aquajoggings an, das Joggen mit und ohne Schwimmweste.

1.1.1 Aquajogging ohne Schwimmweste

Das Wasser sollte maximal bis zur unteren Brustbeinspitze reichen, damit man mit den Füßen Kontakt zum Boden hat und die Arme die Laufbewegung unterstützen können (vgl. Foto 1).

Das Aquajogging ohne Schwimmweste ermöglicht Fortbewegung im Wasser, weil sich die Füße vom Boden abdrücken können. Es werden dabei die Wadenmuskulatur und die Kniestrecker gekräftigt, da der Abdruck gegen den Wasserwiderstand noch erschwert wird. Die zurückgelegte Strecke wirkt sich motivationsfördernd aus, da registriert werden kann, was geleistet worden ist; Runden oder Bahnen können gezählt werden.

Um die aerobe Ausdauerfähigkeit zu verbessern, sollte mindestens drei Minuten ohne zu große Intensität gejoggt werden, da erst dann der Punkt erreicht wird, an dem ausdauerverbessernde Mechanismen einsetzen. Die Intensität wird so dosiert, dass es noch möglich ist, sich dabei zu unterhalten oder zu singen. Bei zwei- bis dreimaligem Training in der Woche kann die Dauer allmählich gesteigert werden. Personen in besserem Trainingszustand können selbstverständlich so lange joggen, bis ihre Leistungsgrenze erreicht ist. Als Maß für das Niveau der individuellen Ausdauer sei hier zur Erinnerung auf die Zielherzfrequenz (siehe Kapitel II.3 „Ausdauertraining") hingewiesen. Im Laufe des regelmäßigen Trainings gelingt es immer besser, diese Herzfrequenz während des Aquajoggings beizubehalten.

Zur Verbesserung der anaeroben Ausdauer, d. h. der Schnelligkeit und der Schnellkraft, muss die Intensität des Laufens stark erhöht werden. Dafür ist die Dauer der Belastung geringer. An dieser Stelle wird ebenfalls auf Kapitel II.3 „Ausdauertraining" verwiesen. Dort wird der genaue Trainingsablauf geschildert.

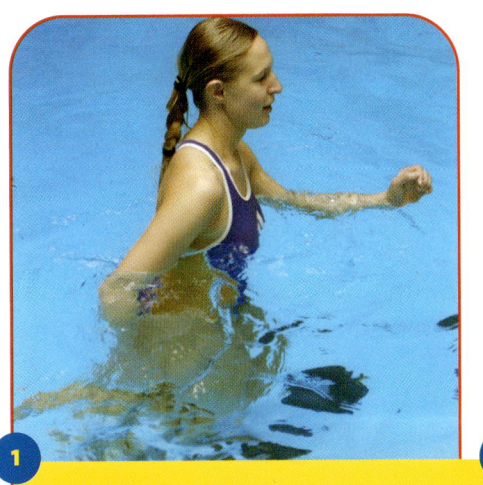 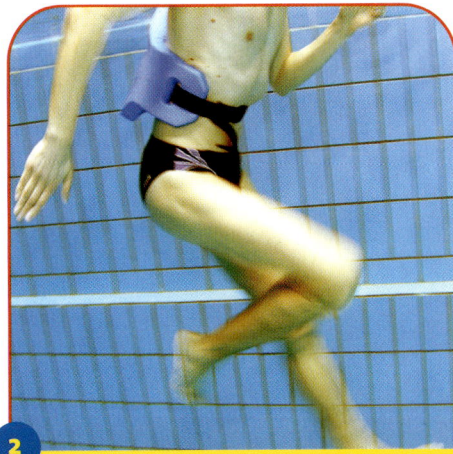

Foto 1: Aquajogging ohne Schwimmweste
Foto 2: Aquajogging mit Schwimmweste

Aquajogging mit Schwimmweste 1.1.2

Die Wassertiefe muss so beschaffen sein, dass man mithilfe eines Schwimmreifens oder einer Schwimmweste keinen Bodenkontakt mehr hat. Sie ermöglicht die aufrechte Haltung und erhöht die Stabilität im Wasser, die zum effektiven Üben notwendig ist.

Der Vorteil des Joggens mit Schwimmweste (oder mit einem adäquat wirkenden Auftriebskörper) ist der fehlende Bodenkontakt. Dies hat eine absolute Entlastung der Gelenke zur Folge. Gerade bei starkem Übergewicht, Schmerzen oder Ängstlichkeit vor Belastung der Gelenke stellt dies eine ausgezeichnete Alternative dar.

Des Weiteren wird durch die fehlende Beschleunigung durch den Fußabdruck während des Laufens die Intensität des Joggens weiter gesteigert, sodass hierbei die Herz-Kreislauf-Belastung noch schneller eintritt.

Aquajogging mit Schwimmweste wird nach denselben Prinzipien durchgeführt wie das Joggen ohne Schwimmweste. Als aerobes Ausdauertraining genutzt, wird die Intensität so gewählt, dass man die Belastung so lange wie möglich durchhalten kann. Das Joggen mit Weste kann auch als anaerobes Ausdauertraining genutzt werden. Es wird dabei die Intensität gesteigert und die Dauer verringert. Man fühlt sich so, als ob man auf einem Laufband trainieren würde.

Die Laufbewegungen, die kaum Raumgewinn bringen, werden freischwebend ausgeführt, wobei die Arme gegengleich mitschwingen (vgl. Foto 2). Das Ziel ist hierbei weniger die zurückgelegte Strecke, als die Dauer und die Intensität der Belastung.

1.2 Ausdauertraining in der Gruppe

Es werden drei verschiedene Übungsformen vorgestellt, die sowohl mit einer kleinen (ca. fünf Personen) als auch einer großen (ca. 20 Personen) Gruppe durchführbar sind. Die vorgestellten Trainingsformen sind eher spielerischer Natur, sodass neben dem gewünschten Ausdauertrainingseffekt auch freudvolle Aspekte auftreten. Dementsprechend besteht eine Eignung dieser Übungs-/Spielformen vor allem für den Sportunterricht oder eine alternative Trainingseinheit mit z. B. Spielsport- oder Leichtathletikgruppen.

1.2.1 Kettenlauf

Der „Kettenlauf" sollte in einer Wassertiefe durchgeführt werden, die das Laufen mit Bodenkontakt ermöglicht.

Das Grundprinzip des „Kettenlaufs" stellt sich folgendermaßen dar: Es stellen sich alle Teilnehmer an einem Ende des Schwimmbeckens auf. Es läuft ein Teilnehmer zum anderen Beckenende und zurück. Er holt sich nun einen zweiten Teilnehmer. Sie laufen Hand in Hand gemeinsam hin und zurück. Es wird anschließend ein dritter Teilnehmer dazugenommen, sie laufen jetzt zu dritt Hand in Hand zum anderen Beckenende und zurück usw. (vgl. Abb. 18). Je nach Belastbarkeit der Teilnehmer kann die Kette kürzer sein (ca. fünf Läufer) oder länger sein (bis zehn Läufer). Je länger die Kette wird, desto länger läuft der Einzelne. Wenn die adäquate Teilnehmerzahl erreicht ist, läuft beispielsweise die Fünferkette einmal gemeinsam die Strecke. Ist dies geschehen, darf der erste Läufer sich von der Kette lösen und ausruhen. So läuft eine Viererkette, die nach jedem Hin und Zurück nach und nach kürzer wird.

Um einen Wettkampfcharakter zu erhalten, könnten zwei gleich lange Ketten gegeneinander laufen: Wer ist schneller beim Auf- und Abbau der Kette?

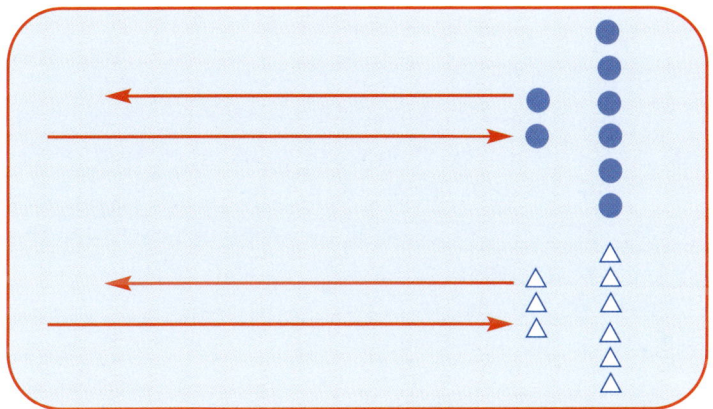

Abb. 18: Ausdauertraining in der Gruppe: „Kettenlauf"

Schattenlauf 1.2.2

Bei dieser Form finden sich jeweils zwei Leute zu einem Pärchen zusammen. Einer wird zur Leitfigur, der andere zu deren Schatten. Der *Schatten* ahmt die Bewegungen, die die Leitfigur ausführt, genau nach. Er muss ihr folgen, wie ein wirklicher Schatten (vgl. Foto 3).

Wenn das „Schattenlaufen" in einer Wassertiefe durchgeführt wird, in der man mit Bodenkontakt laufen kann, gibt es sehr viele Möglichkeiten, wie die Leitfigur und deren Schatten sich durch das Wasser bewegen können. Vorschläge dazu wären beispielsweise:

Hopsern, Vor-, Rück- und Seitwärtslaufen, Delfinsprünge (senkrecht abspringen, steil in das Wasser eintauchen und sich an die Wasseroberfläche schlängeln), Strecksprünge, Schwimmen in verschiedenen Stilen, in Rückenlage *Fahrradfahren* und vieles mehr.

Damit die Ausdauerfähigkeit verbessert wird, ist es wichtig, dass man sich mindestens drei Minuten ununterbrochen bewegt. Nach einer kurzen Erholungspause werden die Rollen getauscht (die Leitfigur wird zum *Schatten*, der *Schatten* zur Leitfigur).

Um zusätzlich die Wahrnehmungs-, Koordinations- und Reaktionsfähigkeit zu schulen, kann die Aufgabe etwas verändert werden, was deren Schwierigkeit erheblich steigert. Der *Schatten* wird dabei zum Gegenpart der Leitfigur. Er muss dabei das genaue Gegenteil von dem tun, was sein Vordermann macht. Wenn die Leitfigur beispielsweise Strecksprünge durchführt, zieht der *Schatten* sich bei jedem Sprung zu einem kleinen Päckchen zusammen. Schwimmt die Leitfigur in Bauchlage, schwimmt der Schatten in Rückenlage.

Zu beachten ist hierbei, dass die einzelnen Bewegungsformen lang genug ausgeführt werden, damit der Hintermann Zeit hat, sich die gegensätzliche Bewegung zu überlegen und umzusetzen. Ist das Stehen im Wasser nicht möglich, werden die Bewegungsmöglichkeiten zwar eingeschränkt, aber diese Form des Ausdauertrainings ist trotzdem durchführbar. Es können viele Schwimm- und Tauchformen genutzt werden.

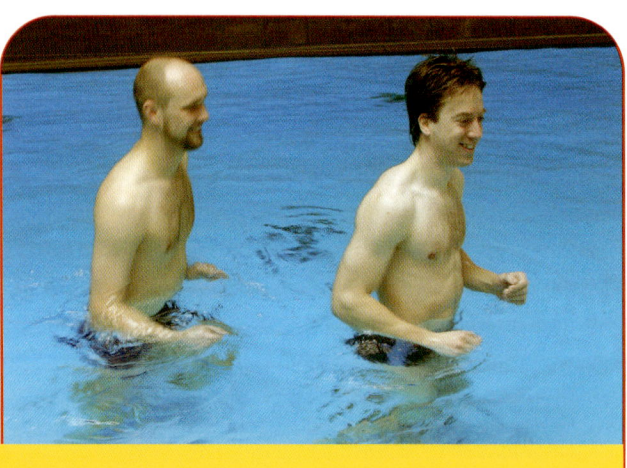

Foto 3: Ausdauertraining in der Gruppe: „Schattenlauf"

Diagonallauf 1.2.3

Bei dieser Organisationsform des Ausdauertrainings können die Teilnehmer nach ihren individuellen Fähigkeiten und trotzdem gemeinsam ihre Ausdauerfähigkeit trainieren.

Die Fortbewegung erfolgt entweder durch Laufen (wenn die Wassertiefe es gestattet) oder Schwimmen. Das Schwimmbecken wird nach folgendem Prinzip in Belastungs- und Erholungsstrecken eingeteilt (vgl. Abb. 19): Sowohl die Längsseiten als auch die beiden Diagonalen des Schwimmbeckens stellen die Belastungsstrecken dar. Wenn man sich auf der Längsseite oder Diagonalen aufhält, muss diese Strecke so schnell wie möglich überwunden werden. Die zwei kurzen Seiten des Schwimmbeckens gelten als Erholungsstrecken und können gehend oder langsam schwimmend zurückgelegt werden. Denkbar ist auch, dass die kurzen Strecken die Belastungsstrecken sind und auf den Längsseiten bzw. Diagonalen die Erholung stattfindet. Nun liegt es allein im Ermessen des einzelnen Teilnehmers, wie er die verschiedenen Strecken miteinander verbindet. Wenn ein Teilnehmer nicht stark belastbar ist, wäre eine denkbare Kombination das schnelle Überwinden der Längsseite, langsame Fortbewegung an der Schmalseite, dann wieder schnelles Durchschwimmen oder -laufen der Längsseite usw. Bei stärker belastbaren Teilnehmern empfiehlt sich die Verbindung: Längsseite – Diagonale – Längsseite – Diagonale und so fort.

Betont werden muss, dass diese Form mindestens fünf Minuten durchgeführt werden sollte, damit ausdauerverbessernde Mechanismen auch in Gang gesetzt werden.

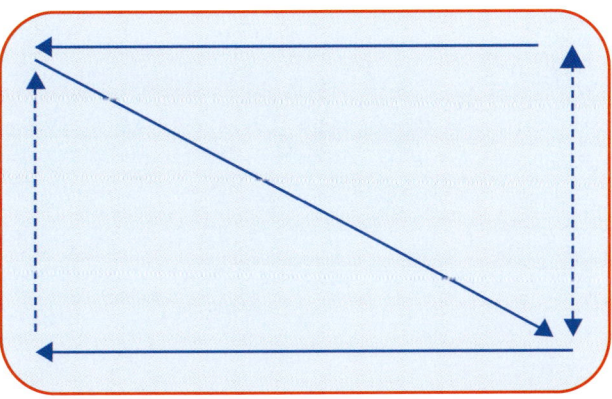

Abb. 19: Ausdauertraining in der Gruppe: Diagonallauf

2 Entspannungsübungen

Entspannungstechniken finden nicht nur in der Rehabilitation ihre Anwendung, sondern können sehr nutzbringend und effektiv in der sportlichen Nachbelastungsphase (Cool down-Phase) eingesetzt werden.

Entspannung bewirkt das Lösen eines angespannten Zustandes sowie ein Umschalten auf Ruhe, sie leitet die Regeneration ein. Durch Entspannungstechniken kann man bewusst den eigenen Körper erleben und man wird für angenehme Empfindungen und Erfahrungen, die aus der Entspannung resultieren, sensibilisiert. Gerade das Medium Wasser bietet die Möglichkeit von neuen, sinnlichen Erfahrungen. Das Umspülen, das Getragenwerden und die Geborgenheit vermitteln angenehme Gefühle.

Neben den psychischen Effekten sind auch physiologische Veränderungen die Folge.

Dazu gehört die Tonusminderung (Spannungszustandsminderung) der Skelettmuskulatur, da sich in der Entspannungssituation die Sensibilität der Muskelspindeln verändert und eine Senkung der Muskelspannung eintritt. Auf Grund dieser Spannungsverringerung kommt es zu einer Gefäßerweiterung, die von einem Wärmeempfinden begleitet ist. Auch die Atmung wird langsamer und gleichmäßig, die Atemtiefe und die Bauchatmung nimmt zu.

2.1 Passives Bewegen durch das Wasser mit Partner

Grundvoraussetzung für diese Entspannungstechnik und alle anderen Entspannungstechniken ist eine ruhige Umgebung, damit man wirklich in der Lage ist, sich auf sich selbst und seinen Körper zu konzentrieren.

Diese Übung wird mit zwei Personen durchgeführt, wobei sich der eine entspannt und der andere Helfer ist. Derjenige, der sich entspannen will, legt sich in Rückenlage mit geschlossenen Augen auf das Wasser, sein Kopf wird dabei vom Partner gehalten. Der Helfer beginnt nun, langsam durch das Wasser zu gehen, wobei er günstigerweise im Rückwärtsgehen den Partner zieht (vgl. Foto 4).

Unterstützend bei dieser Entspannung wirkt eine ruhige, gleichmäßige Musik (möglichst ohne Gesang, da dieser ablenkend wirkt).

Diese Entspannung sollte etwa fünf Minuten durchgeführt werden.

Passives Bewegen durch das Wasser in der Gruppe — 2.2

Eine Variante dieser Übung wäre das passive Bewegen in einer größeren Gruppe. Dabei formieren sich mehrere Teilnehmer zu einem Kreis, wobei die Abstände nicht zu groß sein sollten.

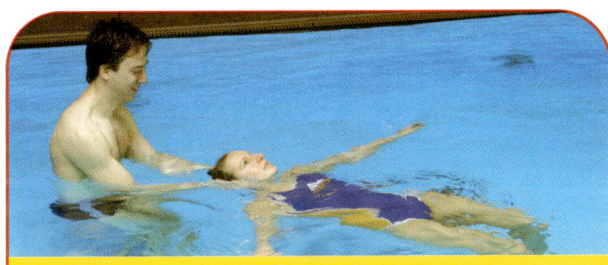

Foto 4: Passives Bewegen durch das Wasser mit Partner

Ein Teilnehmer legt sich in Rückenlage auf das Wasser und schließt die Augen. Er wird nun in der Gruppe von einem zum anderen sanft weitergeschoben. Dies muss wirklich langsam vor sich gehen, damit der sich Entspannende nicht unter Wasser gerät (vgl. Foto 5).

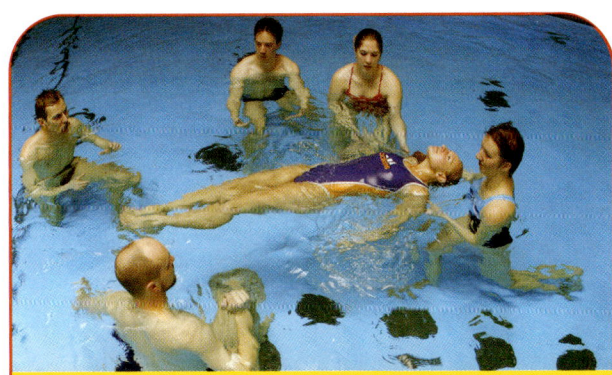

Foto 5: Passives Bewegen durch das Wasser in der Gruppe

2.3 Lehnungen

Diese Entspannungstechnik ist in einer Dreier- oder Fünfergruppe sehr gut möglich.

Ein Teilnehmer steht mit geschlossenen Augen in der Mitte der Kleingruppe, die den Abstand voneinander nicht zu groß wählt. Der in der Mitte Stehende lässt sich entweder vorwärts oder rückwärts langsam sinken, während ein Teilnehmer ihn sicher auffängt und ihm einen kleinen, weichen Impuls gibt, damit er langsam zum nächsten Teilnehmer sinkt. Dieser fängt ihn wiederum auf und gibt ihm erneut einen sanften Schubs (vgl. Foto 6).

Pro Teilnehmer sollte dies etwa 3-4 Minuten durchgeführt werden.

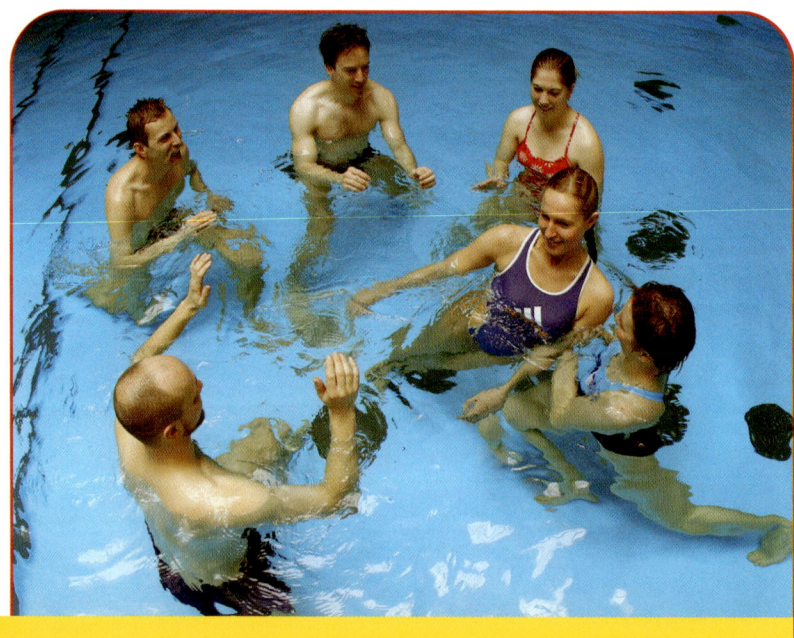

Foto 6: Lehnung

Toter Mann

2.4

Diese Technik eignet sich gut als Einzelentspannung. Man legt sich in Rückenlage auf das Wasser, der Hinterkopf liegt dabei im Wasser, damit der Körper nicht absinkt. Die Augen werden geschlossen und man beginnt, mithilfe der Atmung zu entspannen (vgl. Foto 7).

Man wandert in Gedanken langsam von den Füßen über die Unterschenkel, Oberschenkel, Gesäß, Lenden-, Brust- und Halswirbelsäule, Schultergürtel, Schultern, Arme, Hände und abschließend zum Gesicht. Dabei wird die Tastarbeit durch das Ausatmen unterstützt. Man atmet die Anspannung der einzelnen Körperteile aus. Beispielsweise ertastet man gerade die Füße, dabei atmet man ganz bewusst mit dem Gedanken aus: „Anspannung, geh fort!"

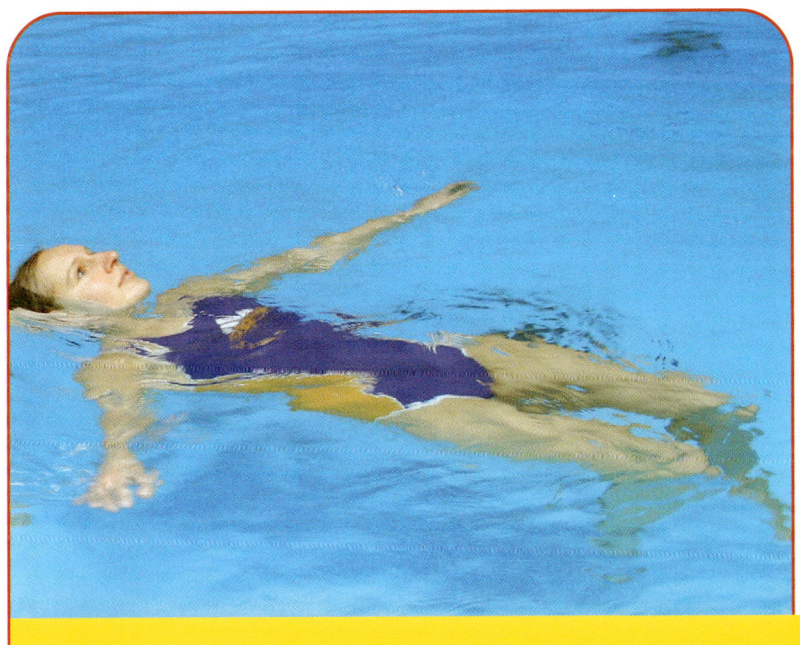

Foto 7: „Toter Mann"

3 Spielformen

Es werden nun weitere Spielformen vorgestellt, die die Routine auflockern können und außerdem förderlich für die Koordination, Ausdauer und Kraft sind. Das Gruppenerlebnis und die Kreativität sind darüber hinaus wichtige Ziele.

3.1 Spiele ohne Geräte

3.1.1 Wasserkette

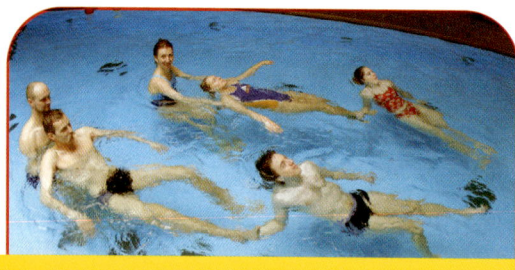

Foto 8: „Wasserkette"

Es werden Staffeln mit je vier Teilnehmern gebildet. Jeder Teilnehmer greift den rechten Fuß seines Vordermanns mit der rechten Hand (Variationen sind möglich: z. B. Schulter des Vordermanns ergreifen; die Füße des ebenfalls in Rückenlage befindlichen Vordermanns ergreifen). Der Erste hat die Aufgabe, die Kette zu ziehen (vgl. Foto 8). Das Ziel ist es, am schnellsten eine bestimmte Strecke zurückzulegen, wobei man auch die Positionen durchwechseln kann.

3.1.2 Ben Hur

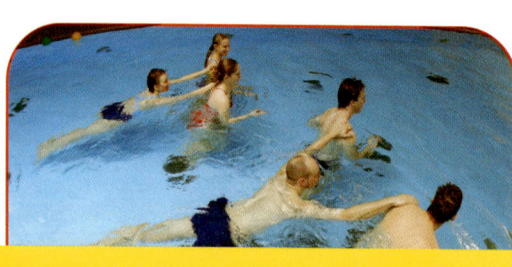

Foto 9: „Ben Hur"

Es werden zwei Mannschaften gebildet, wobei sich jeweils Dreiergruppen bilden.

Zwei Teilnehmer laufen oder schwimmen in Bauchlage (entweder im Kraul- oder Brustschwimmstil), der Dritte greift mit den Händen an die Schultern der beiden und lässt sich passiv einmal durch das Becken hin- und zurückziehen (vgl. Foto 9). Die Mannschaft, die es als Erste geschafft hat, alle Spieler auf diese Weise zu transportieren, hat gewonnen.

Slalomschwimmen

Alle Teilnehmer einer Gruppe stellen sich hintereinander auf. Der Abstand zwischen ihnen muss so beschaffen sein, dass man um sie herumschwimmen kann.

Der letzte Teilnehmer einer Reihe schwimmt (bei adäquater Wassertiefe kann auch gelaufen werden) slalomartig um die anderen Teilnehmer, bis an den Anfang der Reihe (vgl. Foto 10). Dort nimmt er Aufstellung. Der nächste Teilnehmer kann dann starten, wenn der vorherige Starter etwa die Hälfte der Strecke bewältigt hat.

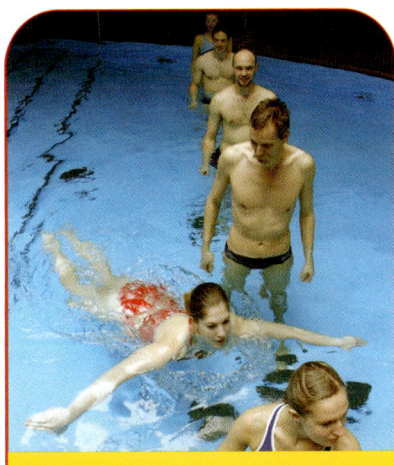

Foto 10: „Slalomschwimmen"

Bockspringen

Dieses Spiel kann nur bei taillen- bis maximal brusthohem Wasser durchgeführt werden, da hierbei Bodenkontakt nötig ist. Alle Teilnehmer stellen sich in einer Reihe hintereinander auf, wobei jeder Zweite die Beine grätscht. Die anderen beugen sich nach vorne und stützen sich mit den Händen auf den Knien ab.

Der Letzte der Reihe überspringt nun den vor ihm Stehenden mit einem Grätschsprung, wobei er sich mit den Händen auf dem Rücken des Untermanns abdrückt. Beim nächsten Teilnehmer muss er nun tauchend die Beine durchschwimmen usw. (vgl. Foto 11).

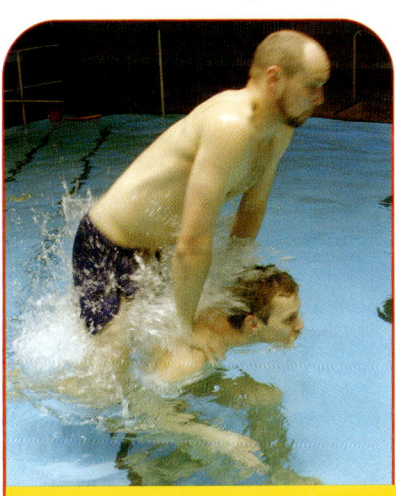

Foto 11: „Bockspringen"

Wenn er vorne angekommen ist, muss er die Position einnehmen, die sein Hintermann nicht innehat. Sobald er die Hälfte der Strecke zurückgelegt hat, kann der nächste Teilnehmer starten.

3.2 Spiele mit Geräten

3.2.1 Eierlaufen

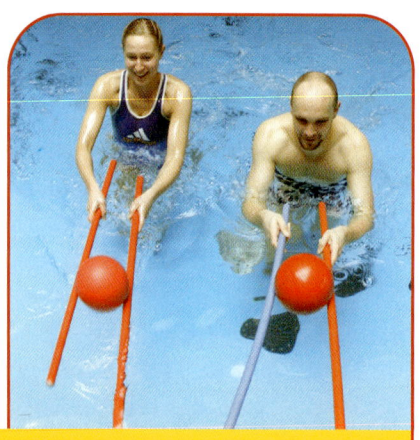

Foto 12: „Eierlaufen"

Für dieses Spiel wird ein Becken benötigt, in dem man gehen kann. Es werden zwei Mannschaften gebildet, die an einem Beckenende stehen. Der Erste einer jeden Mannschaft hält zwei Stäbe, worauf ein Gymnastik- oder Wasserball balanciert (nicht eingeklemmt!) wird (vgl. Foto 12). Der Ball wird nun einmal durch das Becken hin- und zurücktransportiert, ohne dass er verloren geht. Wenn dies der Fall sein sollte, muss von vorne begonnen werden.

Der Ball wird nun an den Nächsten in der Reihe, der ebenfalls zwei Stäbe hält, übergeben, ohne dass die Hände benutzt werden. Der Erste, der gelaufen ist, übergibt seine Stäbe dem Dritten in der Reihe.

Es hat diejenige Mannschaft gewonnen, die den „Eierlauf" als Erste beendet hat.

3.2.2 Ballüberholen

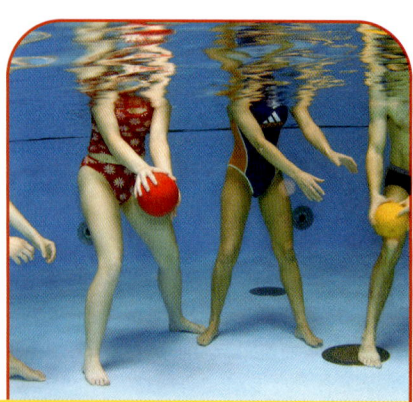

Foto 13: „Ballüberholen"

Alle Teilnehmer stehen im Kreis nebeneinander. Die Teilnehmer zählen sich im Rhythmus „eins-zwei, eins-zwei" durch, damit die Zugehörigkeit zu einer Gruppe ermittelt wird. Nun erhält eine „Nummer 1" z. B. einen roten Ball, eine gegenüberliegende „Nummer 2" z. B. einen blauen Ball.

Die Bälle werden unter Wasser gedrückt und rechtsherum an die nächste passende Nummer weitergegeben. Die Bälle sollen so schnell unter Wasser weitergegeben werden, dass man es eventuell schafft, den gegnerischen Ball einzuholen (vgl. Foto 13).

Man kann das Spiel verändern, indem ein vorher bestimmter Teilnehmer plötzlich eine Richtungsänderung ansagt.

Ballschieben

Es werden zwei Mannschaften gebildet, die nun wiederum geteilt werden. Die beiden Hälften jeder Mannschaft stehen sich an den Beckenenden gegenüber.

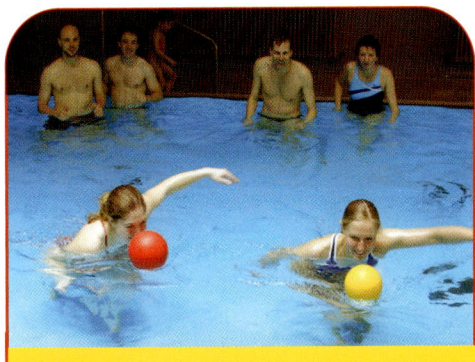

Foto 14: „Ballschieben"

Der Erste der Mannschaften hat die Aufgabe, mit auf den Rücken gelegten Händen, den Ball mit der Nase oder der Stirn auf die andere Seite zu seiner Mannschaft zu treiben (vgl. Foto 14). Dort angekommen, übernimmt der Nächste und schiebt den Ball auf diese Art zur anderen Seite.

Dies kann, je nach Bedingungen, laufend oder in Bauchlage schwimmend geschehen. Es gewinnt die Mannschaft, die das „Ballschieben" zuerst beendet hat.

Inseln der Ruhe

Es werden z. B. bei acht Teilnehmern 3-4 Schwimmbretter verteilt ins Wasser gelegt. Es wird ein Fänger bestimmt, dessen Ziel es ist, einen anderen abzuschlagen, der dadurch den Fänger ablöst. Vor dem Abgeschlagenwerden kann man sich retten, indem man sich auf ein Schwimmbrett legt. Dort darf man nicht abgeschlagen werden. Sobald die Gefahr vorbei ist, muss man die „Insel der Ruhe" wieder verlassen (vgl. Foto 15).

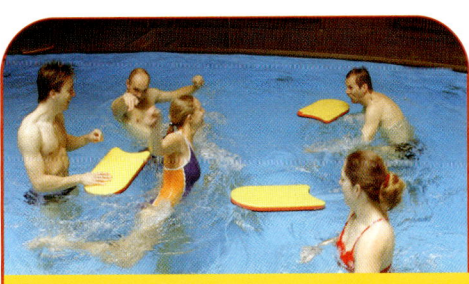

Foto 15: „Insel der Ruhe"

4 Ganzkörperprogramme

Hinter dem Begriff **Ganzkörperprogramm** verbirgt sich sowohl das Dehnen und Kräftigen des gesamten Körpers als auch die Verbesserung der Ausdauer und der Regenerationsfähigkeit. Es werden zwei verschiedene Ganzkörperprogramme vorgestellt, die dem Trainingswilligen Anregung geben sollen, wie das eigene, spezifische Aquatrainingsprogramm aussehen kann. Die hier beschriebenen Ganzkörperprogramme stellen modellhaft Übungen zusammen, die so oder ähnlich durchgeführt werden können.

Es wird ein leichtes Ganzkörperprogramm für Personen vorgeschlagen, die vorher noch nie Sport betrieben haben oder die durch Verletzungen oder Operationen zu langer Immobilisation gezwungen waren.

Das anspruchsvollere und belastendere Übungsprogramm richtet sich an Personen, die sich in einem guten gesundheitlichen Zustand befinden und sportlich tätig sind. Dieses Ganzkörperprogramm leistet auch als Ausgleichs- oder Zusatztraining gute Dienste.

Der Aufbau dieser Ganzkörperprogramme folgt den in III.3 beschriebenen trainingswissenschaftlichen Grundlagen. Es wird in eine Einstimmungsphase, Belastungsphase, Dehn- und Kräftigungsphase und Entspannungsphase eingeteilt.
Dabei wird von einer Übungszeit von 45-60 Minuten ausgegangen.

Die Anzahl der Übungswiederholungen wird um etwa die Hälfte reduziert, da sie im IV. Kapitel als Dosierung in einem reinen Dehn- und Kräftigungsprogramm gedacht sind.

Bei den Übungen, die in den vorherigen Kapiteln schon beschrieben wurden, wird auf die Nummer und den Namen dieser Übung verwiesen.

Leichtes Ganzkörperprogramm

4.1

A) Einstimmungsphase (ca. fünf Minuten)

Durch das Wasser gehen, dabei mit den Schultern vor- und zurückkreisen, Arme kreisen (vor- und rückwärts, gegengleich), Knie anheben, anfersen.

B) Belastungsphase

(5-10 Minuten)
1. Möglichkeit: Aquajogging mit Schwimmweste (vgl. V.1.1.2)
2. Möglichkeit: Diagonallauf (vgl. V.1.2.3)

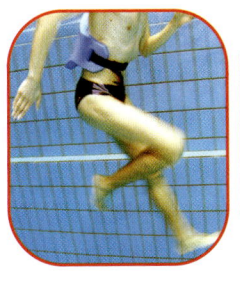 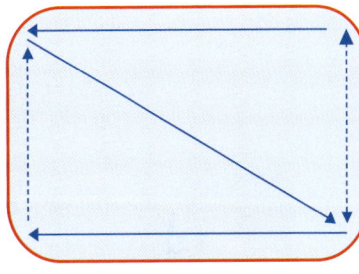

Aquajogging   **Diagonallauf**

C) Dehnphase (ca. zehn Minuten)

◆ Wadendehnung (Übung 1a)
◆ Dehnung der vorderen Oberschenkelmuskulatur (Übung 8a)
◆ Dehnung der hinteren Oberschenkelmuskulatur (Übung 8b)
◆ Großer Ausfallschritt (Übung 15a)
◆ Große Grätsche (Übung 15b)
◆ Hängedehnung (Übung 29a)
◆ Tennisaufschlag-Dehnung (Übung 36a)

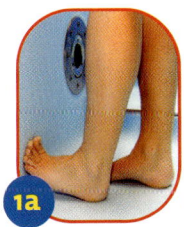 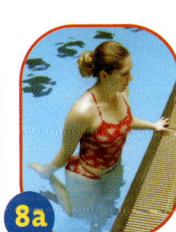 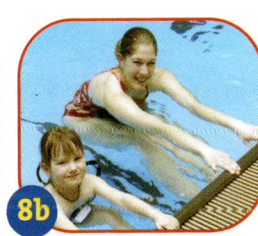 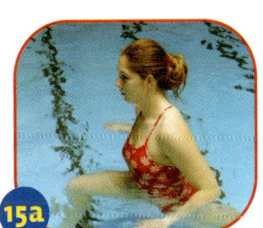

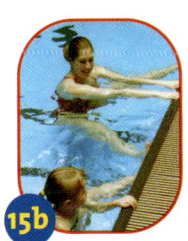 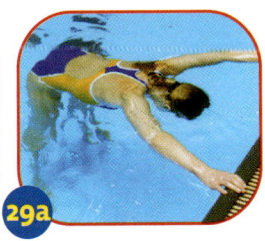 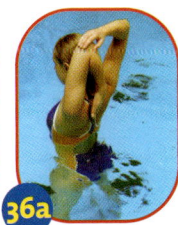

D) Kräftigungsphase (ca. 20 Minuten)

- ◆ Nähmaschinetreten (Übung 2b)
- ◆ Stechschritt (Übung 9b)
- ◆ Ballpresse (Übung 10b)
- ◆ Storchengang (Übung 16a)
- ◆ Einen Stab übersteigen (Übung 17b)
- ◆ Stemmführung (Übung 23a)
- ◆ Verkehrspolizist (Übung 30c)

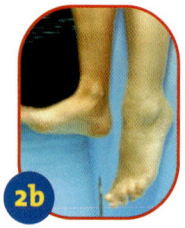
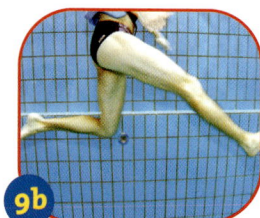
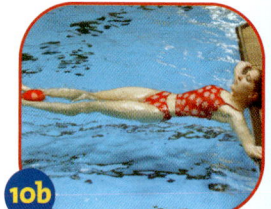
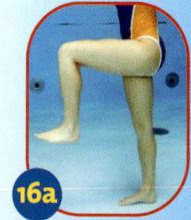

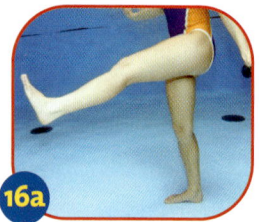
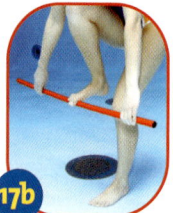
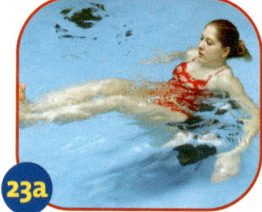
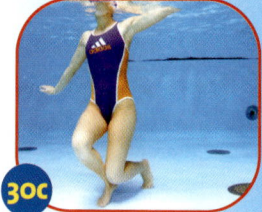

E) Entspannungsphase (5-10 Minuten)

1. Möglichkeit: ruhige Dehnungen (s. o.)
2. Möglichkeit: Lehnungen (vgl. Kapitel V.2)

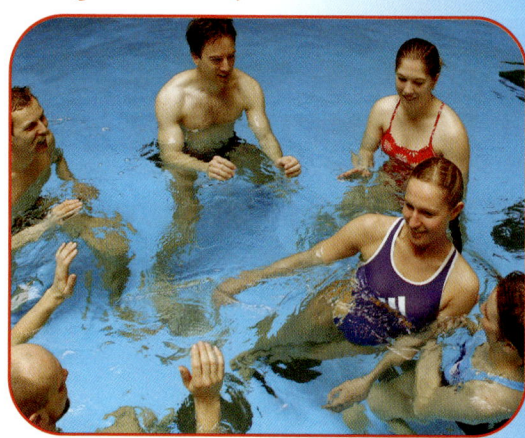

Lehnungen

Schweres Ganzkörperprogramm

4.2

A) Einstimmungsphase (ca. fünf Minuten)

Ruhiges Einschwimmen in Bauch- und Rückenlage ohne hohe Intensität.

B) Belastungsphase (10-15 Minuten)

1. Möglichkeit: Aquajogging ohne Schwimmweste (vgl. V.1.1.1).
2. Möglichkeit: Aquajogging mit Schwimmweste (s. V.1.2).
3. Möglichkeit: Wellenschlagen in Rücken- oder Bauchlage (Übung 9c).

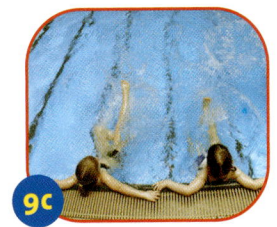

C) Dehnphase (ca. 10 Minuten)

- ◆ Wadendehnung (Übung 1a)
- ◆ Dehnung der vorderen Oberschenkelmuskulatur (Übung 8a)
- ◆ Dehnung der hinteren Oberschenkelmuskulatur (Übung 8b)
- ◆ Großer Ausfallschritt (Übung 15a)
- ◆ Große Grätsche (Übung 15b)
- ◆ Hängedehnung (Übung 29)
- ◆ Tennisaufschlag-Dehnung (Übung 36a)

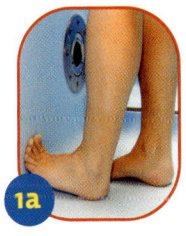
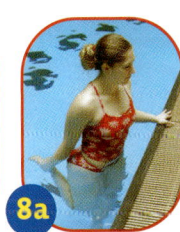
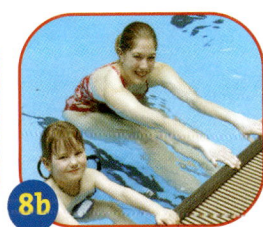
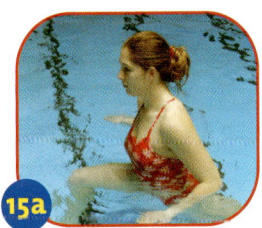

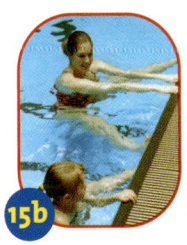
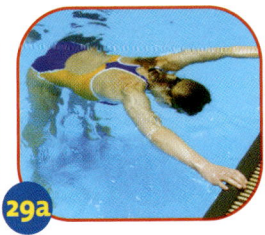
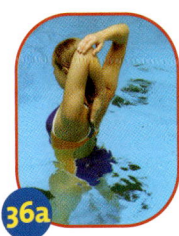

D) Kräfitgungsphase (20-25 Minuten)

- Sprunghüpfer (Übung 2c)
- Kicks (Übung 9a)
- Balance (Übung 10a)
- Umsteigen (Übung 16b)
- Einen Stab überspringen (Übung 17a)
- Fahrradfahren (Übung 23b)
- Ein Schwimmbrett herunterdrücken (Übung 24b)
- Schulterzug (Übung 31a)
- Wasserschöpfen (Übung 37c)

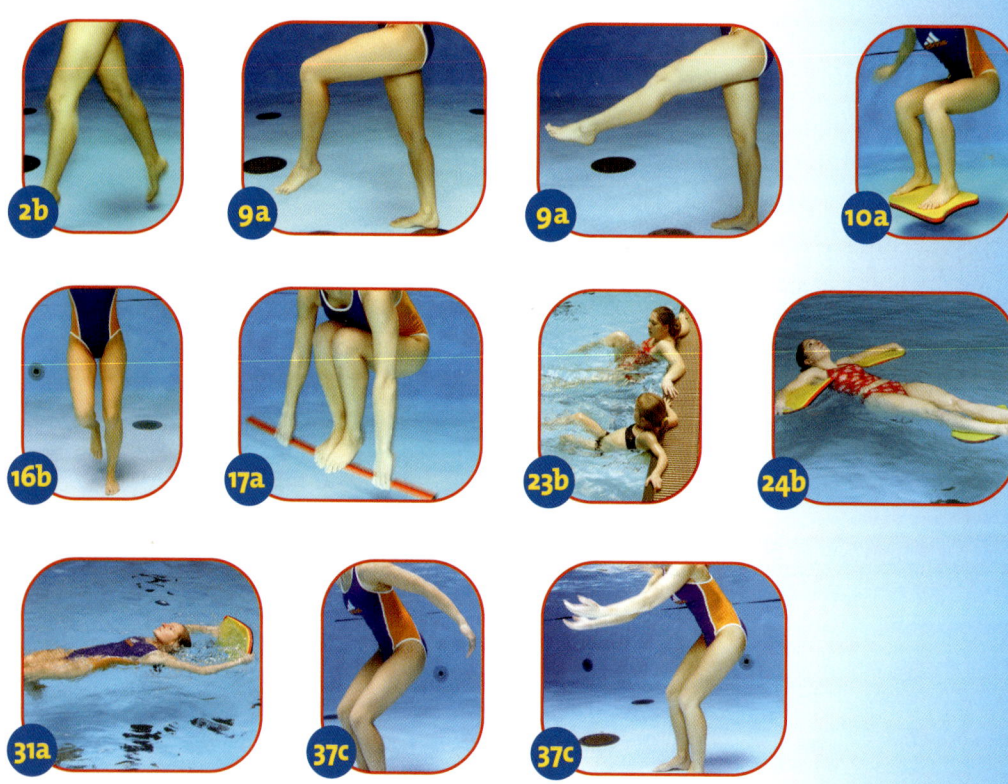

E) Entspannungsphase (5-10 Minuten)

1. Ruhiges Ausschwimmen, gefolgt von
2. „toter Mann" (vgl. Kapitel V.2.3).

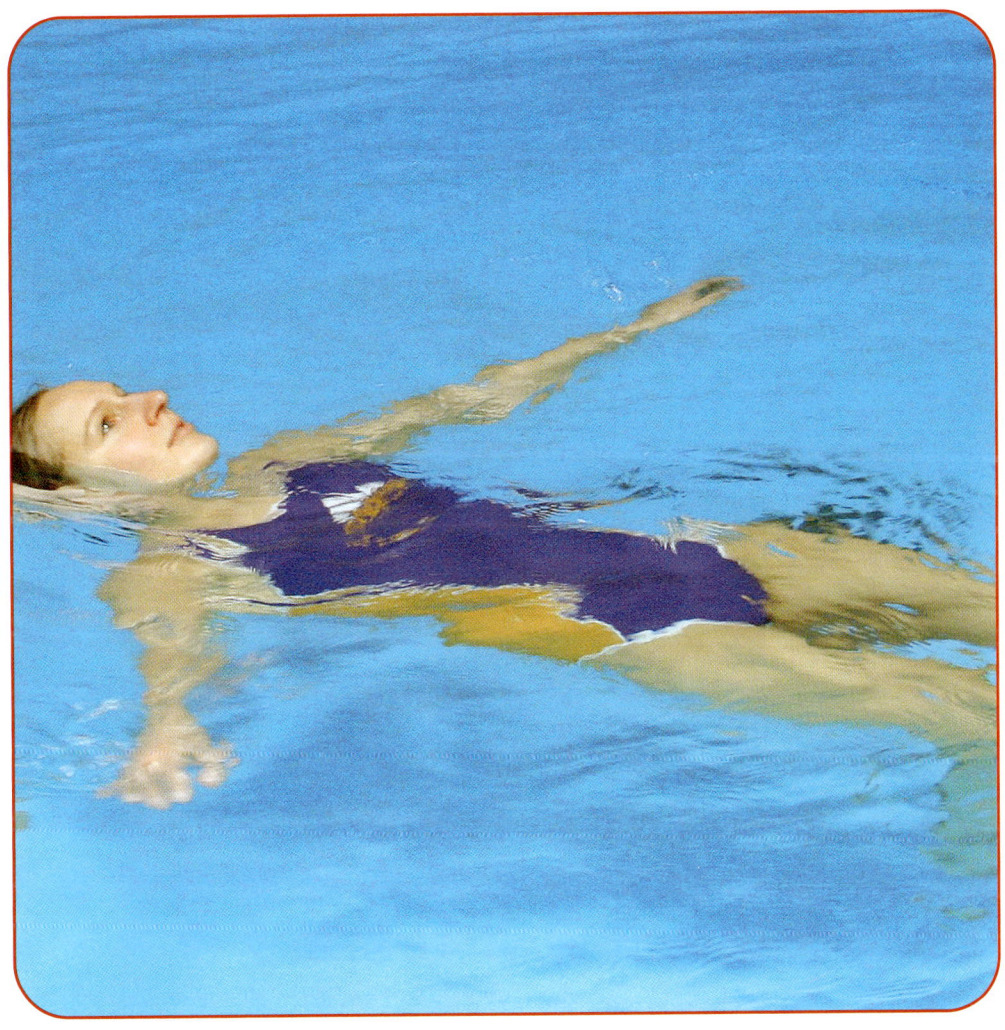

„Toter Mann"

Literatur

Beigel-Guhl, K. & Brinckmann, A (1989): *Wassergymnastik*. Reinbek bei Hamburg.

Cotta, H., Heipertz, W., Hüter-Becker, A. & Rompe, G. (1985): *Krankengymnastik Band 5. Orthopädie*. Stuttgart, New York.

Deutsches Rotes Kreuz (1991): *Erste Hilfe – Handbuch*. Bonn.

Fritsch, U. (1985): *Tanzen*. Reinbek bei Hamburg.

Herzog, K. (1981): *Körperbau und Bewegung*. Stuttgart.

John, H.-G. & Johnen, H. (1983): *Alternatives Schwimmen*. Aachen.

Mertens, K. (1988): *Zurück zur Natur. Das Wasser in der Entwicklungsförderung*. Dortmund.

Milz, H. (1977): *Gymnastik im Wasser*. Bad Wörishofen.

Ockert, G. (1993): *Aquarobic: der neue Weg zur besseren Figur*. Berlin.

Pahlow, U. (1991): *The Power of Water*. Champaign.

Raab, C., Kronschabel, A. & et al. (1988): *Sanfte Fitneß-Übungen. Low-Impact-Trainingsmethoden*. Amsterdam 1988.

Willimczik, K. (1989): *Biomechanik der Sportarten*. Reinbek bei Hamburg.

Ergänzende Literaturvorschläge

Councilman, J. E. (1980): *Handbuch des Sportschwimmens*. Bockenem am Harz.

Hort, W. & Flöthner, R. (1983): *Die Muskulatur des Leistungssportlers*. Erlangen.

Martin, D., Carl, K. & Lehnertz, K. (1991): *Handbuch Trainingslehre*. Schorndorf.

Platzer, W. (1984): *Taschenatlas der Anatomie, Band 1: Bewegungsapparat*. Stuttgart; New York.

Wirhed, R. (1988): *Sport-Anatomie und Bewegungslehre*. Stuttgart, New York.

Bildnachweis

Covergestaltung:	Sabine Groten, Aachen
Coverfoto:	Jump Fotoagentur, Hamburg (Frau)
	© Joerg Schwanke/fotolia.com (Hintergrund)
	© fotolia.com (Hintergrund)
Fotos Innenteil:	Rudolf A. Hillebrecht